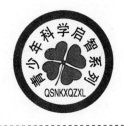

青少年科学启智系列

QSNKXQZXL

提 供 科 学 知 识

照 亮 人 生 之 路

U0311156

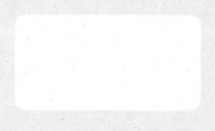

青少年科学启智系列

生物医学

江建勋◎主编

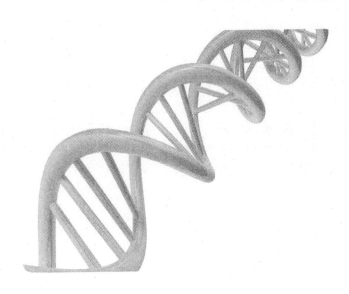

长春出版社
全国百佳图书出版单位

图书在版编目（CIP）数据

生物医学 / 江建勋主编. —长春：长春出版社，2013.1
（青少年科学启智系列）
ISBN 978－7－5445－2648－7

Ⅰ．①生… Ⅱ．①江… Ⅲ．①生物工程—医学工程—青年读物
②生物工程—医学工程—少年读物 Ⅳ．①R318－49

中国版本图书馆 CIP 数据核字（2012）第 274921 号

著作权合同登记号 图字：07－2012－3847
生物医学
本书中文简体字版权由台湾商务印书馆授予长春出版社出版发行。

生物医学

主　　编：江建勋
责任编辑：王生团
封面设计：王　宁

出版发行：长春出版社　　　　　　　　总 编 室 电话：0431-88563443
　　　　　发行部电话：0431-88561180　　邮购零售电话：0431-88561177
地　　址：吉林省长春市建设街 1377 号
邮　　编：130061
网　　址：www.cccbs.net
制　　版：长春市大航图文制作有限公司
印　　制：沈阳新华印刷厂
经　　销：新华书店

开　　本：700 毫米×980 毫米　1/16
字　　数：85 千字
印　　张：9.75
版　　次：2013 年 1 月第 1 版
印　　次：2013 年 1 月第 1 次印刷
定　　价：18.80 元

序

生物医学研究的发展突飞猛进,对人类社会的发展起到了很大的促进作用。许多重大的疾病被克服,使人类切身享受到现代生物医学发展所带来的福祉。尤其自 2000 年人类基因组织定序计划草图完成后,很多领域更是深入到基因组织学方面的研究,分子生物学无疑成为现代科学的显学。现代的科学技术发展,使人类在生物医学方面的研究硕果累累,而且也是多姿多彩。在 2008 年诺贝尔生化奖上,绿色荧光蛋白无疑是主角。诺贝尔奖委员会将生化奖授予美籍日裔科学家下村修、美国科学家马丁·沙尔菲和美籍华裔科学家钱永健三人,以表彰他们发现和发展了绿色荧光蛋白质技术。这项技术使人类能够容易了解生物体和细胞内生命的活动,对疾病的产生与治疗有了进一步认识,好像科学家们在细胞内装上了"摄像头",得以时时监测各种病毒"为非作歹"的过程。

在当今人们的眼中,健康成为另外一种幸福,没有健康,身体很难承载哪些幸福。关于健康和医学方面的科普知识对人们的健康认知至关重要,尤其是青少年,了解一些关于健康和医学的知识,对他们的身心健康成长非常有益。基于此,我们编著了这本书。本书选取的文章主题主要有:艾滋病、胚胎学、基因治疗法、精神疾病、癌症病毒、试管婴儿、流行性感冒、肥胖、荧光蛋白等,这些文章基本上反映了近十年世界生物医学发展的趋势和进展。

通俗的科普读物,能够开启青少年的思维。本书是关于人类自身健康的科普读物,不仅使读者,尤其青少年能了解到许多与健康有关的知识,同时也能够培养一种健康的生活方式。本书不仅作者具有丰富的医学知识,而且文章语言通俗易懂,引人入胜,思路清晰明了,笔法幽默风趣。

尽管本书文章作者不同,在写作风格和语言上也不尽相同,但是这些文章均具有很强的可读性。同时也须指出,书中难免有纰漏之处,敬请读者指正。

编　者

目 录

生物医学

达尔文进化论一百五十年

□许英昌

　　2008 年 7 月 1 日是达尔文（Charles Darwin）及华莱士（Alfred Russel Wallace）发表《自然选择》相关论文的 150 周年纪念日，2009 年是达尔文出版《物种起源》150 周年及其诞生 200 周年，全球科学界已如火如荼举办一系列演讲，庆祝达尔文揭开万物起源的奥秘。19 世纪初期，大部分英国人相信上帝在六天内创造世界，一切皆为造物者所创，物种间并无关联。同时期，法国科学家拉马克（Jean-Baptiste Lamarck）及达尔文的祖父伊拉斯漠斯·达尔文（Erasmus Darwin）相信万物皆来自共同祖先，但无法提出理论说服大众。过去二十几年中，科学家从解码病毒、单细胞、线虫、斑马鱼、果蝇、老鼠、猴子到人类等的基因研究中，证明人类是经演化而来，再度肯定150年前达尔文所提出的进化论。达尔文成功的秘诀究竟是什么呢？他的理论又对后世有哪些影响呢？

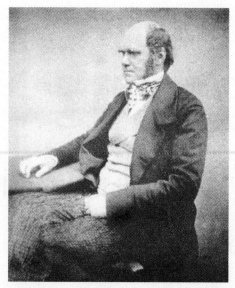

达尔文51岁时的照片，此时他刚出版《物种起源》。

达尔文1809年生于英国什鲁斯伯里（Shrewbury），祖父为乔治三世的御医，他反对蓄奴，支持妇女教育，并同情法国大革命，提供创作内容给《科学怪人》作者雪莱。他的父亲也是名医，母亲为皇家御用瓷器创办人韦奇伍德（Wedgwood）的女儿，家族中拥有勇于创新的血统。达尔文从小对动植物观察敏锐，尤其是甲虫。大一就读爱丁堡大学医学院时，面对在无麻醉手术下不断哀号的病患却爱莫能助，因此决定放弃学医，转到剑桥大学，期望成为英国国教的神职人员，以便接触自然科学。在恩师亨斯洛的（John Stevens Henslow）指导下学习与思考，奠定了日后观察思考与解决问题的基础。

1831年，亨斯洛询问达尔文是否愿意参加皇家海军费兹罗伊（Robert Fitzroy）船长环游世界的探险，这趟冒险的目的是制作海测图，选择最佳航道，以利英国拓展南美贸易。达尔文的父亲反对他参与这项疯狂的计划，幸好有舅舅的支持才得以出行。1831 年 12 月，达尔文开始小猎犬号探险，携带六分仪、手枪、《地质起源》一书及圣经上船。从普里茅斯出发，沿着西非海岸经加那利群岛，到佛得角（Cape Verde）岛屿，这是他第一次看到热带植物及变色章鱼等生物，也因此开始思考岛屿的形成。五年航程中，约有十八个月在船上，他不断做笔记及写信，并收集 1500 多个标本，陆续送回英国。1832 年到达南美巴西、阿根廷及马尔维纳斯群岛等地，他在热带雨林中看到巨大绿蜥蜴和钟角蛙，在阿根廷海岸断崖意外发现犰狳化石；在安第斯山上找到贝壳及硅化木，因而推测树林埋在地下经百万年而硅化，地震后随着安第斯山的隆起而被发现，这个推测符合利尔认为地球会活动的假说；他在南美和高楚人打猎，发现有大小不同种的三趾鸵鸟；在马尔维纳斯群岛上发现高地鹅对人毫无戒心，也对赤道上的企鹅如何散热深感好奇，并开始探讨大陆及岛屿环境的差异对动物习性的影响。

　　1835 年 9 月，达尔文到达加拉巴哥群岛（西班牙文是"巨龟"的意思），该群岛位于厄瓜多尔西方六百英里，由十三个大岛及六个小岛组成，为捕鲸船的补给点，岛上巨龟为捕鲸船的食物来源。达尔文在这里发现许多奇怪的动植物，有的仅存在某些特别的岛屿上，例如岛上的乌龟为了适应觅食环境，龟壳的形状、厚度、颜色都有所改变；鸸鹋因为没有天敌而不会飞，且翅膀结构也适合游泳并胜于飞行；每个岛屿有不同的雀鸟，而在硬果实多的岛屿，厚喙鸟较易生存。他从容不迫比较岛上生物和南美大陆生物的相异性，思考岛上生物是否可能来自大陆，为了适应环境而改变，甚至因此演化出新的物种。

1836 年达尔文回到英国，娶表妹为妻，并不断和老师及友人植物学家胡克（Joseph Hooker）、生物学家赫胥黎（Thomas Huxley）等讨论成果分享心得。1842 年达尔文整理出"天择"观念，他的研究如旭日东升，却不敢轻易透露研究主旨，唯恐渎神。到了 1855 年，另一位自然学家华莱士也认同此一物种进化的观念。华莱士虽出身中下阶级，但热衷自然科学，他和达尔文在胡克及赫胥黎的凑合下，在1858 年 7 月 1 日于伦敦林奈学会中，发表天择的观念，但

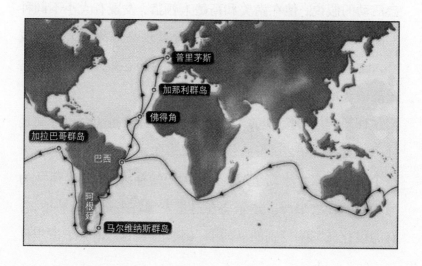

未引起社会共鸣。虽然两人皆赞成进化论，华莱士晚年研究神学及社会主义，认为人类有别于其他物种，乃造物者所创，可能因此影响后人评价他在演化论上的贡献。1859 年达尔文出版《物种起源》，震惊英国。1860 年 6 月，牛津大学举办"进化论"大辩论，正方由胡克及赫胥黎代表，反方为魏伯福斯大主教及小猎犬号船长费兹罗伊。1871 年达尔文出版《人类起源》，1882 年辞世。

　　达尔文一生充满好奇心，随时掌握机会，不断地从提问中，训练抽象思考及逻辑推理，利用最简单的工具，看最美丽的世界。沃森（James Watson）及威尔逊（Edmund B. Wilson)博士认为达尔文是十九世纪迄今最杰出的生物学家，他从观察实验中，提出假说印证理论，他的演化论中强调，生物进化是经由突变、遗传、选择、时间及适应等过程后的结果。达尔文面对问题勇于思考，逐一抽丝剥茧，化繁为简。百年来，生命科学进展由宏观到微观，由演化遗传到基因发育，现代科学家非得整合智慧，凝聚于一心兼容并蓄，方能触类旁通，从细微及宏观中，掌握生命科学新脉动。

现代细胞遗传学之父：莱德伯格

□许英昌

生物医学

莱德伯格（Joshua Lederberg）博士，美国洛克菲勒大学荣誉校长，20 世纪最杰出的科学家之一，于 2008 年 2 月 2 日去世，科学界失去了一位充满智慧、远见的人道主义者。莱氏年轻时才华洋溢，主要贡献在于发现细菌能经有性生殖交换遗传物质。莱氏于 1958 年 33 岁时和恩师塔特姆（Edward Tatum，1909 — 1975）以及比德尔（George Beadle，1903 — 1989）博士共同获得诺贝尔医学奖。莱德伯格于 1925 年生于美国新泽西州，在纽约市长大。他出身于犹太祭司家庭，从小便被期望继承家族衣钵，然而在他十岁时，便决定当个科学家。他的父亲告诉他："凡寻找真理者如同为上帝工作"。

另外，他的高中同学死于二次大战，也誓言将全力以赴完成志愿。1944 年毕业于美国哥伦比亚大学动物系，读完两年医学后，决定从事基础研究，转入美国耶鲁大学，

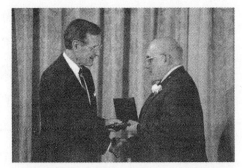

莱德伯格为美国微生物遗传学家，他因发现细菌的遗传物质及重组现象而获 1958 年诺贝尔医学奖，图为 他获美国总统布什亲自颁赠自由勋章。

师从塔特姆教授。1943 年，当美国洛克菲勒大学的艾弗里（Osward Avery）医师证明 DNA 是遗传物质时，莱氏便开始思考——粗糙及光滑型的肺炎双球菌又是如何交换遗传讯息的？他大胆假设细菌经由直接接触交配。当时大部分科学家相信细菌经无性分裂生殖。在那同时，比氏利用 X 射线及真菌，证明"一基因一酵素"的理论；塔氏发现维生素 H 是真菌生长所必需的，更进一步以细菌为主题，制造两种已知突变基因的细菌。莱氏接着利用这种突变细菌，混合培养后，发现能产生互补新种细菌，进一步推论细菌能经由"接合作用"交换遗传讯息，莱氏发现细菌和高等动物一样，拥有基因重组的机制，并于 1947 年获得博士学位。

同年，他到美国威斯康星大学任教，和其研究生诺顿·津德尔（Norton Zinder）发现噬菌体经由传导（transduction）作用，将基因送入宿主细胞内，目前已知许多细菌的毒性是由此产生，使科学家更进一步了解细菌的演化及新抗药性的

产生。1953 年，莱氏到美国斯坦福大学设立遗传学系。他于 1958 年获诺贝尔医学奖，内容不仅持续他在博士班时的研究，进而发扬光大，他专注于细菌遗传及基因重组上，可称为现代细菌遗传学之父，他也打开了分子生物研究的大门。1978 年，莱德伯格回到纽约，担任洛克菲勒大学第五任校长。1990 年退休后，重新开启实验室，培育新一代的科学家教育英才。1966~1971 年，他是《华盛顿邮报》每周"科学与人"专栏作家，强调科学教育、科学人社会角色、人口政策及调控基因重组技术等。他的观念经常领先传统智慧数十年，并于 2006 年获美国布什总统颁赠自由勋章。

他对基因变异及物竞天择相当有兴趣，着迷于人类及细菌间复杂的关系，并关心未来瘟疫对人类的影响。在 2003 年 SARS 发作期间，他强调人类应学习与微生物共存。最近几年，他以食物链为隐喻，比较人类和微生物的关系，反思谁才是食物链的主导者，并预测多源基因库。莱德伯格拥有远见、好奇及源源不绝的创意，并具有多方面的才华，除了研究分子生物外，还利用人工智慧推算银河系是否有生命物质，更是生物资讯先驱。在斯坦福大学时和专家系统（Dendrol）合作，利用电脑协助分析化学结构。他对于外太空生物很有兴趣，曾和天文学家萨根（Carl Sagan）合作，建立外太空生物学。1957 年苏联发射"斯普特尼克"号卫星后，莱氏要求美国国家航空航天局将生物科学列入太空计划中，并展开外太空星球是否有生命的研究，接着莱氏提醒美国国家航空航天局对返航太空船的污染处理问题，他认为第一位太空人从月球回来后应隔离数周。总而言之，莱氏天资聪颖，胆识过人，年轻时即能选择杰出的指导教授及研究主题，发挥己长造福人类，二十多岁已完成人生中对科学的重要贡献。不仅如此，他也关心高等教育，在洛克菲勒大学时，更不断延揽卓越学者，使其成为当今生命科学研究重镇。对于国家科技政策更是不遗余力、身体力行，他是科学政策的中心人物，即使背痛也经常往返于美国华盛顿及纽约间，为政府提出更好的建议。莱氏一生才华洋溢，在科学上灿烂发光，并拥有足够的智慧与远见帮助社会，提升了科学水平，令人敬佩，值得我们学习。

缤纷夺目的荧光蛋白

□吴益群　蒋沆祥

生物医学

2008 年 10 月，在众人翘首引领之下，瑞典皇家科学院宣布 2008 年诺贝尔化学奖由日裔美籍科学家下村修（Osamu Shimomura）、美国科学家马丁·沙尔菲（Martin Chalfie）和华裔美籍科学家钱永健（Roger Y. Tsien）三人共同获得，以表扬他们研究绿色荧光蛋白（green fluorescent protein, GFP）的卓越成果。

窥探生物体内的世界

GFP 是一种荧光蛋白，在蓝光或是紫外光的照射下，呈现绿色荧光，因此，科学家可利用 GFP 来观察生物体甚至是细胞内的生物事件。例如，GFP可以用来观察生物体内肿瘤的成长或是病原体的移动。GFP也可以用来侦测单一细胞内的胞器、染色体的变化，或是蛋白质的产生。换言之，当显微镜技术带领人类游览细胞内的建筑之美时，GFP可说是更忠实地呈现了内在的事件变化，让我们更详尽地了解生命现象的运作，或是疾病的产生机制。如此丰功伟业，让GFP摘下诺贝尔化学奖的桂冠确是实至名归。然而，到底GFP是如何达成这个神奇的任务，让我们得以窥探生物体内的秘密活动？让我们从头说起。

绿色荧光蛋白的诞生

诺贝尔奖得主下村修，从1960年开始跟随约翰逊（Frank H. Johnson）研究水母，初衷十分单纯——想要了解为什么水母会散发漂亮的光芒。为了收集大量水母做研究，他常去海边捞拾水母，有时甚至动员妻小一起帮忙收集。后来他专注研究一种学名为维多利亚多管发光的水母，这种水母在北美西海岸随洋流漂移，身体呈美丽的蓝色，受到刺激时，其伞边缘的发光器官（photoorgan）则会发出绿色荧光（见图A）。在收集到许多维多利亚多管发光的水母后，下村修将水母的伞边缘割下，置于滤纸上，压榨萃取其汁液。经过约一年的尝试与努力，他成功地从这些汁液中分离出水母发光蛋白（aequorin），这种分子在与钙离子并存时会发出强烈的蓝光，也就是维多利亚多管发光的水母呈蓝色的原因。同

时,他也分离出另一种让水母产生绿色荧光的物质——GFP,
这便是 GFP 的第一次破"水"问世。

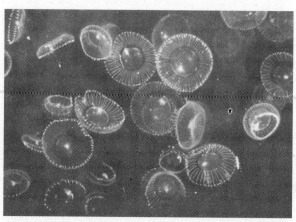

图 A 会发光的水母

之后数年,下村修进一步研究出 GFP 在分子立体结构
上,有一个特殊的发色团(chromophore,图 B),这个特殊
的球状结构由三个氨基酸组成,在吸收蓝光或是紫外光后会
被激发,而散发出明亮的绿色荧光。这个发现大大颠覆了以
往对发光蛋白的印象:大多数的发光蛋白都需要额外的辅助
因子才能发光,如水母发光蛋白就需要有钙离子的存在才能
发出蓝光。然而 GFP 只需要照射蓝光或紫外光,就可以发
出绿色荧光。也就是说,如果想利用 GFP 的荧光观测细胞
内的变化,只要给细胞正确的激发光源,它就会给予想要的
资讯,不需额外加入其他分子,也不必担心会影响细胞的正
常生理。当时下村修并没有意识到 GFP 的应用前景,对他
来说,了解水母为何会发光而满足他纯粹的好奇心,就是一

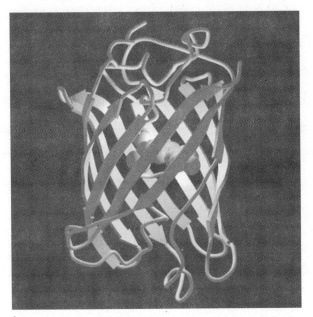

图B　荧光蛋白GFP的立体结构图，中央即为特殊的发色团结构。

种莫大的幸福。但是正因为下村修长期的热情与执著，我们才有机会认识深藏在海洋生物体内的宝藏——GFP，使得后进有机会去应用这个神奇的绿色荧光蛋白。下村修因此被誉为"生物发光研究第一人"。

绿色荧光蛋白崭露头角

在下村修发现了 GFP 这个神奇的荧光蛋白后，马丁·沙尔菲首先将 GFP 应用在活体生物的观测上。他的研究对象是线虫"秀丽隐杆线虫"。它的成虫，仅有 2 厘米大，共有 959 个体细胞，但是"麻雀虽小，五脏俱全"，它有许多在人类身上可以发现的细胞种类，有完整的组织及系统。更重要的是，线虫与人类的基因体相似度高达40%，因此具有极高的研究价值。线虫的另一个研究优势就是它是透明的——我们可以直接在显微镜下清楚看到线虫体内的所有细胞。马丁·沙尔菲在1977年师承悉尼·布伦纳（因开启线虫的研究领域，于2002年与约翰·萨尔斯顿及罗伯特·霍维茨共同获颁诺贝尔生医奖），开始线虫神经系统的研究。最令他着迷的问题是线虫对外界的触觉反应：当我们用拔下的眼睫毛去轻碰线虫的尾巴时，它会快速地往前爬行，但若轻碰其头部时，则会快速后退。马丁·沙尔菲发现线虫的触觉主要来自六个触感神经细胞的作用，虽然利用电子显微镜以及免疫荧光染色技术，已经可以清楚知道这六个神经细胞的位置与联结关系，但是这两种显微技术都必须牺牲线虫，而且操作繁琐，想要在活生生的线虫体内直接观察追踪神经细胞，在当时根本就是天方夜谭。

在1988年美国哥伦比亚大学举办的学术演讲中，马丁·沙尔菲知道了GFP，这让他非常雀跃。由于GFP是生物体内自然产生的蛋白质，因此只要在特定细胞表现这种蛋白质，就有机会让活细胞"发光"，如此就可以用来在活体内标记特定的细胞。当时马丁·沙尔菲就想到可以将GFP基因连接在他想研究的基因后面，再把这样的DNA显微注射到线虫体内，这样一来，GFP所发出来的绿色荧光就像一盏探照灯，指出蛋白质产生的时间跟位置。1992年，普拉舍（Douglas Prasher）成功地复制出 GFP 基因，两年后，马丁·沙尔菲将他的想法变为现实。他将 GFP 基因接在一个启动子（promoter）后面，这个启动子在线虫的六个触感神经细胞中会被启动并形成 GFP 分子，使得这六个特殊的神经细胞发出绿色光芒。

沙尔菲的这个实验为 GFP 立下一个意义非凡的里程碑，因为这证明从水母身上分离出来的 GFP 基因，也可以在其他物种上正确地表现与折叠，并发出绿色荧光。这对当时的研究来说是一大福音。因为在那时，若想要利用荧光显色来研究特定蛋白质，研究人员必须将荧光化合物以人工的方法与蛋白质接合，再注射到细胞内，此流程需要高度专业的设备与操作技术，尤其对于复杂的多细胞生物来说，执行起来十分困难。同时，荧光化合物通常具有毒性，而且每观测一种不同的蛋白质，就必须重新进行蛋白质纯化的步骤，更提高了繁琐程度与难度。相较之下，利用启动子来产生 GFP 的方式简易许多，而且 GFP 对细胞也不具有毒性。因此，在马丁·沙尔菲发表这项研究的后续几年内，利用 GFP 观测细胞内蛋白质产生与变化的研究，如雨后春笋般出现。

蛋白质决定细胞的命运

为何观测蛋白质的生成与变化是生命科学中的重要课题？因为生物体内有成千上万种不同类的蛋白质，这些蛋白质各自执行不同的功能使细胞正常运作。也就是说，蛋白质几乎掌控了细胞的命运。当有蛋白质发生异常时，细胞的运作就会出错，疾病便随之而来，这就是为何科学家急于了解各个蛋白质功能的原因。而每个蛋白质的产生，都需要经过基因上特定的启动子启动基因，转录合成信使核糖核酸，再转译形成蛋白质，这就是所谓的中心法则（central dogma）。

举例来说，当你因为登山或其他原因，吸入的氧气变少时，体内的缺氧诱导因子就会与红细胞生成激素的启动子结合，开始制造红细胞生成激素的信使核糖核酸，然后转译形成红细胞生成激素，此激素可以促进红细胞的产生，最后使体内的携氧能力提高，以适应氧气较少的环境。如果我们在红细胞生成激素基因的 DNA 序列后面接上 GFP 基因的话（见下图），在一般氧气充足的情况下，红细胞生成激素基因并不会表现，所以我们不会观察到绿色荧光，但是当氧气含量较低的时候，缺氧诱导因子与红细胞生成激素基因的启动子结合，就会产生红细胞生成激素，此时我们将会看到这种蛋白质发出绿色的荧光。这样的实验策略，可以广泛应用于探测各种细胞内的蛋白质变化，我们可以知道细胞在活体内移动的路径，也可以知道在血管生成时，有哪些蛋白质会产生。我们甚至可以知道，当癌症产生时，有哪些蛋白质会大量地表现。

绿色荧光蛋白大放"异彩"

然而科学家并不满足于现状。虽然我们已经可以观测到

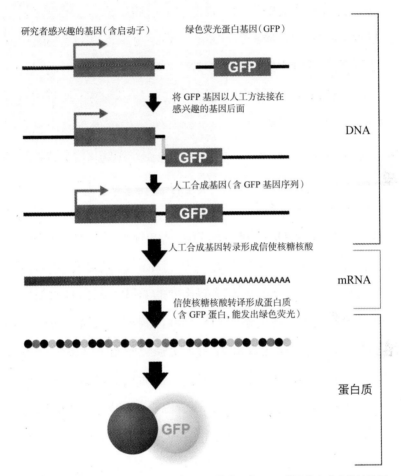

基因分子工程流程示意图。利用基因工程技术，将 GFP 基因接在感兴趣的基因后面，将这个人工合成基因注射到生物体内后，基因表现时转录转译而产生的蛋白质，就会发出绿色荧光。

细胞内的蛋白质了，但如果我们想要同时观测两种以上的蛋白质呢？这时如果两者都是绿色荧光的话，我们势必无法分辨它们。钱永健为此提出了解决之道。早些时候，钱永健就已是荧光化合物的专家，他发明许多荧光化合物，

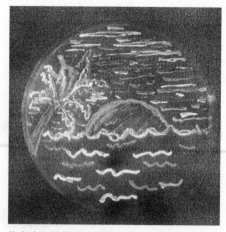

将表达不同荧光的细菌涂画在培养皿上，就成了风情万种的日落海景。

用以侦测钙离子的变化。他的研究也对 GFP 的发色团做了进一步的阐述，说明这个结构如何经由化学变化产生荧光，除此之外，他将 238 个氨基酸长度的 GFP，利用基因工程的技术，在荧光蛋白中不同的氨基酸位置进行代换。借由这个方式，他改造出荧光效果比 GFP 更强更稳定的增强性绿色荧光蛋白（enhanced GFP）。同时，他也陆续发展出不同颜色的变种 GFP，如青绿色、蓝色和黄色等等（见上图）。目前科学家所使用的荧光蛋白，多半是由钱永健实验室改造的 GFP 变体，让科学家可以借由在不同的蛋白质上做不同颜色的标定，来研究两种以上蛋白质的变化与彼此之间的交互关系。

红光比其他颜色更容易穿透组织，因此对于研究组织或是细胞特别有用。然而当时，一直无法将 GFP 变种形成会散发红色荧光的分子。后来马兹与卢克亚谱夫这两位俄罗斯

科学家为这个难题提出初步的解决方案。他们从散发荧光的珊瑚中找到会发荧光的蛋白质，其中一种会发出红色荧光，即红色荧光蛋白。不过红色荧光蛋白较大，具有四条氨基酸链，因此较不适合用作生物荧光标定。对此钱永健再度发挥他的专长，将红色荧光蛋白改造成只要一条氨基酸链就可以发出红色荧光的蛋白质，这个蛋白质较小并且较为稳定，所以非常适合作为生物荧光标定。后来钱永健又陆续发展出许多颜色绮丽的蛋白质，如 mPlum、mCherry、mStrawberry、mOrange 和 mCitrine 等。因此，拜钱永健所赐，细胞内原本单调的世界，顿时间散发出闪亮缤纷的色彩。

美国哈佛大学的研究者，将老鼠的中枢神经系统标定上四种不同的颜色——红色、黄色、青绿色和橘色。在不同的细胞内，会有不同的蛋白质表现量，因此产生各种不同强度的荧光，借由这些强度跟颜色各异的荧光组合，使得中枢神经系统形成千变万化的色彩，又被称为脑彩虹（brain bow）。借由这样的色彩变化，研究者就能清楚分辨原本交缠纠结而无法辨认的神经网路。

未完待续的华丽冒险

至今科学家仍在持续努力善用 GFP，利用 DNA 基因工程的操作，许多变种 GFP 陆续被发展，以产生不同的颜色或者变得更稳定。GFP 也可以作为一种探测器，用来侦测重金属：将 GFP 基因接至会因感应到重金属而启动的启动子之后，再转殖到细菌之内，当细菌处在具有重金属的环境中，便会产生绿色荧光。除此之外，将 GFP 嵌入早期的胚胎细胞内，可以产生具有荧光的动植物，如荧光老鼠和荧光猪（见下图）。台湾大学动物科学技术学系吴信志老师的研

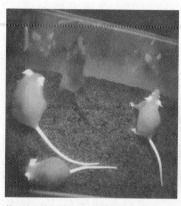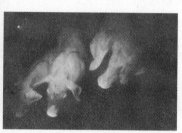

将 GFP 基因嵌入早期的胚胎细胞内，可以产生具有荧光的个体，如荧光鼠以及荧光猪。

究室，就有这两种荧光动物。这些荧光基因转殖动物，提供干细胞再生医学一个很好的辨识系统：将干细胞转植入生物体后，经过诱导分化，干细胞会形成特定的细胞，但是这样就无法分辨出原本生物体内的细胞，与转殖进去后分化成功的细胞，无法确知实验是否成功。但是这些荧光动物的干细胞，在分化前后都会表现绿色荧光，提供一个很好的标的，让科学家去追踪实验结果。

另外，因为有了这些缤纷色彩，荧光动植物也被利用在商业方面，例如荧光宠物或是观赏用荧光植物。但是这些基因转殖动植物，还存在着基因工程安全与伦理的争议：这些

动植物是否愿意被植入荧光基因而发着绿光走在街头上呢？但无论如何，GFP 的发现与发展，的确让科学家能借由荧光标定，更了解生物体或细胞内生命的运作，也对疾病的产生跟治疗有更进一步的认识。GFP 在这方面的贡献，是毋庸置疑的。

暖暖内含光——绿光的背后

伟大的成就都是许多人长期努力所累积而成，非一人一物一朝一夕可以达到。这次诺贝尔化学奖虽然颁给三位伟大的科学家，但在背后需许多人的努力付出，才能促成如此的成就。其中一位代表就是之前提到复制出 GFP 基因的普拉舍。普拉舍是下村修的同事，当他分离复制出 GFP 基因时，便发现到 GFP 的应用前景，可惜美国国家卫生研究院拒绝了他的研究申请，没有研究经费的他只好放弃对 GFP 的研究。当时他将 GFP 基因慷慨无偿给予了马丁·沙尔菲与钱

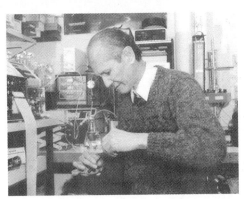

GFP 如今广泛应用在各个领域，它最初的发现者就是对研究充满热诚的下村修。

永健，因此才有后续的发展。马丁·沙尔菲也提到普拉舍的伟大贡献，并说他能获奖其实应该感谢普拉舍。普拉舍后来离开学术界，当他知道 GFP 获得诺贝尔奖的消息之后，也给予诚挚的祝福。尽管诺贝尔奖与普拉舍可说是擦身而过，但相信乐观与知足，就是生命馈赠给他的最好的奖赏。

在三位诺贝尔奖得主中，下村修的历程不同于其他两位：他做了将近二十年的博士后研究员，多年来默默无闻，虽然 GFP 已然如此广泛地被运用在生物、生技与医学的领域，但很多人却不知道 GFP 最初的发现者是谁，或者是根本搞错人。但是下村修一路走来始终如一，他对自己的研究充满热诚，而且从中获得至上的乐趣。

科学的基本精神本于纯粹的求知，尽管这些人的研究在当时并没有即时散发动人的光芒，但正因为这些基础研究，才使得科学得以成长，也因为这些人的无悔付出，才能让科学持续发光发亮。

荧光蛋白与斑马鱼

□蔡怀桢

　　绿色荧光蛋白的发现，除了在化学领域的卓越成就之外，甚至可以说为生命科学研究与应用，带来革命性的贡献。从海洋发光动物（水母或珊瑚）得来的荧光蛋白，可在固定波长的光照下产生荧光，完全不必再外加任何基质，就能够很方便地在荧光显微镜下进行活体观察，这对解剖学、胚胎学、发育生物学、分子生物学、细胞学和分子影像学等学科都有莫大的帮助。

　　过去这些研究都需要先牺牲实验动物，经染色或加基质反应标定后才能观察实验结果。不但步骤复杂，费时费力，而且必须牺牲许多实验动物。有了荧光蛋白的技术后，让生命科学研究进步到可以直接从活体做观察，例如利用基因转殖技术，使绿色荧光蛋白只表现在鱼的心脏细胞，那么借由这条基因转殖鱼，就可以连续性地观察胚胎的心脏前驱细胞如何移动，如何形成心房心室，乃至发育成心脏的整个过程。这样加上时间因素的 4D 观察，显然跟过去只有切片的平面观察，不可同日而语。

只要利用分子生物技术找到各种细胞、组织、器官等专一性的启动子，接到荧光蛋白基因之后，再经基因转殖到鱼卵胚胎，就形成一个可追踪的标记，能够在活体的情况下，观察所研究的细胞、组织、器官的整个发育过程，或是追踪特定基因在细胞内的表现，让许多生命科学的研究观察，尤其对于基因调控的了解，变得简单而直接。荧光蛋白除了带给学术研究革命性的改变外，在应用上也相当有趣而丰富，譬如荧光鱼除了研究上的应用，更因外表漂亮，而具商业价值。

生物医学基础研究——胚胎

哺乳类的胚胎在母体内，不容易也不利于观察研究，而模式鱼类的胚胎是透明的，可以直接观察活体。搭配上荧光蛋白与基因转殖技术，就可以在胚胎发育整个过程中，追踪表现荧光蛋白的细胞，在动态的情况下观察心脏、眼睛、血管及肌肉等如何逐渐形成。更可以借由收集发荧光的细胞，进一步分析该细胞中表现增强或减少的基因群，进而定义新的基因及其功能，这是以前研究材料无法做得到的。

心脏发育研究

斑马鱼作为心脏研究对象的优势有三点：（一）斑马鱼有一心房一心室，是哺乳类二心房二心室的雏形，其胚胎早期发育过程，参与其中的基因调控机制，与哺乳类十分相似。其心脏前驱细胞从体轴两侧往身体的中轴移动，融合为心锥，再延伸为心管，经过左移（jogging）、弯曲（looping）后，形成心房、心室，整个发育过程在受精后 72 小时内完成；（二）心脏或血管相关的基因突变，可能造成个体死亡，发生于哺乳类即胎死腹中，无法观察。但斑马鱼的早期胚胎仍可利用水中的氧，存活约五天，所以虽有心血管疾病，仍可以继续观察其早期的发育；（三）心脏形成的重要基因可以用突变剂（ENU）的方式进行实验，筛选出心脏发育时有异常的突变种，进而了解该心脏基因的功能。

例如心肌素（myocardin）为目前所发现最早影响心肌发育的基因。细胞核因子的讯息传递会影响心脏瓣膜发育。维生素 A 酸的表现，限制心脏前驱细胞的形成等。有些斑马鱼突变种的特征与人类某些疾病十分类似，是同源基因发生突变所致，因此基因转殖斑马鱼可用来研究人类可能致病机转、基因治疗及药物评估。

在实验室利用心脏专一表现的心脏肌凝蛋白粘链（cmlc2）启动子驱动绿色荧光蛋白（GFP）基因，培育出只

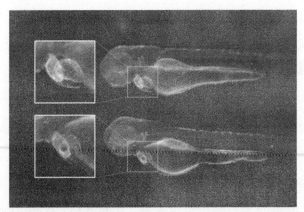

心脏表现绿色荧光的转殖斑马鱼品系。将鱼类心脏肌肉专一性上游序列与GFP基因相接的DNA构筑好,然后利用显微注射将这段DNA打到鱼卵内,经培育后即可观察到只在心脏有强烈表现绿色荧光的转殖斑马鱼。绿色荧光的心脏在转殖品系生下来的胚胎都能清晰可见;心房及心室壁垒分明。

有心脏部位表现GFP的基因转殖鱼Tg,是世界上第一个可让整个心脏呈绿色荧光活性标志的品系。这个转殖品系为生物医学研究带来极大的方便,从此能够直接对活体连续观察,并追踪细胞在心脏形成时的动态表现,如细胞迁移、组

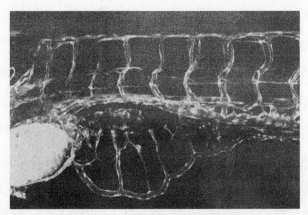

斑马鱼转殖品系 Tg(fli1a:EGFP),可专一性表现绿色荧光蛋白在斑马鱼胚体的血管细胞。

合、增生、形态改变、左移、心搏速度等。举个例子，在人类心脏疾病中，心脏肥大（cardiac hypertrophy）的问题在过去十年越来越受到重视，许多研究者投入探讨相关分子机制，我们实验室就利用心脏荧光斑马鱼品系，建立了可以随时诱导产生心室肥大的动物模式。另外又如肝糖生成酵素激（Glycogen synthase kinase, GSK）的研究，就涉及斑马鱼心脏发育的调控，而我们也清楚了解两种非常相近的α、β亚型，分别担任不同的角色：GSK3α是维持心肌细胞的活存，而 GSK3β则负责心脏左移及弯曲的功能。

血管新生与癌症研究

血管新生（angiogenesis）是生物体正常生理发展的必经过程。由于血管组织包覆在许多组织中，不能像研究其他器官一样方便观察，因此研究血管生成的方式，主要是组织切片与染色。对不同时期的胚胎作组织切片后，得到一系列数据，再拼凑整理成假说。但血管到底如何生成，没有直接的观察数据。

2002 年有人利用斑马鱼内皮细胞调控因子 fli-1 基因的启动子片段，接上 GFP 基因并送入斑马鱼胚胎内，成功得到专一性标定血管的转殖品系。人类终于可以观察斑马鱼活体血管生成的状况。从此研究人员不断发展新品系，进一步利用荧光蛋白观察血管内皮细胞如何组成管道状，及利用带有血管荧光的转殖品系，筛选其他影响血管新生的基因，并了解其功能。

事实上，血管新生与癌症的发展绝对密切相关。癌细胞增生、刚形成肿瘤时，癌细胞本身与周围的组织，会分泌许多促使血管增生的讯息分子，于是血管内皮细胞（endothelial cells）朝这个方向移动，最终使内皮细胞重新组合成新生血管。这主要是因为当肿瘤只有二三厘米时，它可以仅依靠扩散作用从周围环境取得养分。但是癌细胞增生使肿瘤扩大后，就必须生成血管来获取养分。2007 年，有研究者将肿瘤细胞移植到斑马鱼 fli-1 转殖品系体内，成功观察到癌细胞诱发血管往肿瘤方向新生的过程。这对我们了解癌症有很重要的帮助。

另外，也有研究通过斑马鱼血管表皮生长因子，使心脏内皮细胞表现 GFP，可连续性追踪观察以了解斑马鱼心脏瓣膜的形成，并探讨调控路径对瓣膜发育的影响，此类研究成果皆可作为心脏病药物治疗的学理基础。

药物对胚胎发育的安全评估

许多孕妇在怀孕过程中，可能服用或暴露在药物等环境因子中，在临床上的用药，及其对孕妇与胎儿的影响，仍有许多未知，亟待实证的医学研究。

目前人类临床用药对胎儿的危险程度分为 A、B、C、D、X 五级。A 级是对前三个月胎儿无害，对后期胎儿亦无

生物医学

证据有害，如大部分维生素。B级是动物研究中未发现对胎儿有害或副作用，但没在怀孕妇女作控制性研究，如硝酸甘油、止痛剂（acetaminophen）等。C级是在动物研究已证实有副作用，但未进行人体控制性研究，此类药物只在对胎儿的潜在益处大于危险时才建议使用，如肾上腺素，非类固醇抗发炎药，如阿司匹林，支气管扩张剂，降血糖药等。D级是有证据对人类胎儿有害，但在危急状况、严重疾病，或其他安全药物治疗无效时，可用于孕妇的临床用药。如抗心律不齐药（amiodarone）、四环霉素、类固醇（prednisolone）（怀孕前三月）、乙醇、大部分的抗癌药或化学抑制剂等。X级是无论动物与人类研究均证实对胎儿有害，孕妇使用的危险性高于好处，如免疫抑制剂（thalidomide）、女性荷尔蒙（estradiol）等。

孕妇用药对急诊临床医师是一项挑战，尤其在危及孕妇与胎儿的情况下，故有赖于更多证据，以提供急诊医师作为孕妇施药的依据。许多药物对人类与动物的对症还需进一步研究，甚至已经上市药品对胚胎发育的影响仍有待检验。利用模式鱼类转殖品系的透明胚胎，就可在活体直接观察临床药物或新药，是否对某些组织或器官发育时有潜在不良影响。也就是可利用带有荧光的转殖鱼来探讨药物影响发育的分子机制及对胚胎发育安全性的评估。

近年来利用斑马鱼作为模式动物筛选新药渐趋普遍，虽然目前利用斑马鱼作为模式动物研究血管新生、癌症发育以及新药筛选非常热门，这都归功于对荧光蛋白基因的发现与应用。

污染物的检测

一般说来，现行检测环境污染物对生物的影响，着重在污染物造成实验生物的致死量、死亡率或者畸形率的高低。常用的生物毒性测试依种类可分为鱼类、藻类、细菌类、昆虫类等。一般多用鱼类做水污染毒性试验，以最大可接受的毒性浓度数值高低作为毒性强度指标。然而在这些实验生物死亡或畸形显现之前，可能胚胎发育形成组织或器官时就已受污染物影响，只是缺乏方便且可直接观察的材料方法去敏锐地检测出来。

近年许多研究显示，斑马鱼应用于环境毒理学研究，有极大的优势，许多斑马鱼转殖品系也可针对特定环境污染物进行侦测。如带有热休克蛋白（heat shock proteins）启动子调控 GFP 基因的斑马鱼转殖品系，在正常温度下，不会观察到 GFP 的表现，但环境产生热污染时，就可观察到斑马鱼体内呈现荧光。

此外，带有卵黄蛋白原（vitellogenin1）启动子的 GFP基因转殖品系，若处于有雌激素的环境，则斑马鱼胚胎会表现绿色荧光。这样的系统比起传统方法，观察污染物造成的生物致死量、死亡率或者畸形率等要迅速方便得多。同样地，也可以利用我们实验室开发的另一种基因转殖鱼，其表皮带有红色荧光蛋白（RFP）基因，在微光下会产生红色荧光。由于砷会造成皮肤肿瘤或皮肤癌（类似黑脚病），把鱼胚胎浸泡在含砷的水溶液时，会导致肿瘤发生，表皮细胞大量增生聚集，在荧光显微镜下可以很快、很清楚地判别体表这类因为肿瘤而产生较深的红色荧光区域。同时，也可以培育表皮红光、血管绿光的转殖品系，借以观察药物或中草药影响血管在肿瘤内新生或抑制。

这些特殊品系的子代基因在眼睛、心脏、血管及肌肉组织都被荧光活性标识，易于在胚胎发育器官形成时的观察及动态追踪，及检测污染物对眼睛、心脏及肌肉基因等发育是否有影响，或者造成组织或器官畸形，导致死亡。利用荧光转殖鱼品系很容易获知污染物是否对动物胚胎早期发育时有所影响。

基因转殖荧光鱼

观赏水族是一种极具发展潜力的水产养殖类别，其单位价值高，耗用的水资源较少等优点，适合目前人力成本高涨、地下水资源有限的台湾地区。而适当的品种开发与品种改良是其中的关键。以往用来进行品种改良的方法，多是育种或是杂交，不仅需耗费极长时间，而且不易得到理想中的外表组合。

一般而言，海水鱼的色彩要比淡水鱼亮丽，但饲养海水鱼并不方便，因此运用技术转殖荧光基因可以像施魔法般地改变淡水鱼贫乏的体色，使之变得多姿多彩。荧光鱼是基因转殖观赏鱼相当成功的例子，也就是利用显微注射法把一段人工构筑好的、可以产生荧光蛋白的外来 DNA 片段，注入到小型热带观赏鱼（如稻田鱼或斑马鱼）的受精卵内，经培育、外表筛选、DNA 检验、继代培养所得到的特殊品系，其子代都能稳定遗传这段转殖进来的 DNA 片段所携带的基因信息。荧光鱼的外来基因片段是由鱼本身的启动子连接水母 GFP 基因或者珊瑚 RFP 基因所组成。外来基因片段的各组成分其实都源自海产动物本身，而且所产生的荧光是来自一种原在水母或珊瑚就已自然存在的蛋白质，而非一般的化学试剂或放射性物质。

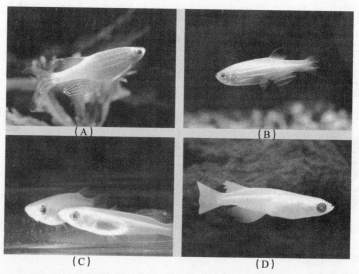

（A）　　　　　　　　　　（B）

（C）　　　　　　　　　　（D）

各种色彩的基因转殖荧光鱼。（A）同时具有红色与绿色荧光的基因转殖斑马鱼；（B）具有红色荧光的基因转殖斑马鱼；（C）与（D）皆为具有绿色荧光的基因转殖稻田鱼，分属两种不同品系。

　　本实验室很幸运地最先发表成功开发的特殊品系：全身发绿色荧光的稻田鱼及斑马鱼，它们不只外表发晶莹剔透的绿色荧光，其全身组织都是如此，甚至产下的卵、胚胎、稚鱼全身也都有绿色荧光。另外还有全身肌肉发红光的斑马鱼品系，只在外表骨骼肌才有红色荧光，与斑马鱼的白底色搭配起来十分好看，人们尤其喜爱红色，认为代表喜气、财气及运气，所以此红色斑马鱼品系显得非常讨好。

我们所开发出来的这些转殖品系显现的绿色或红色荧光都相当强，因此不需把它们放在较暗的特殊环境，在一般日光灯下的水中就很容易显出绿色或红色荧光。若特别置于蓝灯光下，则更加显出其特殊的绿色或者红色，可以说漂亮优雅极了。无疑地，这种全身会发荧光的淡水热带鱼，可以说是融合了"基因工程"及"基因转殖"两项现代高科技的重要成功代表。证实了借着运用这些生物科技的研发，将会使得平淡无奇的淡水观赏鱼体色变化多端、鲜艳亮丽、赏心悦目。也许将来也可以使得一条鱼身上同时拥有许多色彩，如同使用彩笔将鱼的头、眼睛、皮肤、肌肉、尾、鳍等部位绘上不同色彩，如热带鱼般鲜艳漂亮。

我们在研究开发这种科技新贵的基因转殖观赏鱼时也应当注意，不能对现有的水生生态造成负面冲击。根据我们实验室长期的观察，荧光鱼各方面行为（发育、摄食、成长、交配、生殖、领域等）与野生种并无不同。它们跟野生种可以生活在一起，也可以交配繁衍带有荧光的子代。但是，为了确保不会对原有的生态平衡造成影响，我们只让基因转殖亲代种鱼具有繁衍能力，其子代没有孕育能力而无法繁殖下一代。

这样，万一子代荧光鱼被释放到野外，也无法繁衍，并会在两三年内自然死亡。至于内含的外来基因产物（荧光蛋白）都来自水母或珊瑚，都是海洋中的动物，也是海洋生物食物链上的重要的一环。这些转殖鱼是观赏用而非食用，只要注意不要对生态环境造成负面的冲击，不必考虑基因转殖后的食用安全。

另外，我们还应当注意，基因转殖运作时，所要导入观赏鱼胚胎的外来基因或核酸片段，应尽量考虑以同种或亲缘关系较近者，不要导入其他来源或有害的基因，好让各物种能保留原有的基因库及多样性。最后，我们要慎选转殖鱼的种类。转殖的鱼种一定不能是繁殖力特强，或对环境适应力特好，或可食用，或体形庞大且具侵略性的种类，如此才能降低转殖基因外流的风险。我们选用的稻田鱼，就是以往各方面都不佳时，因农药污染而在台湾地区几乎灭绝的鱼种。另外像斑马鱼更是有如"温室里的花朵"，很难在野外存活。

总之，荧光蛋白及其基因的发现对生命科学的研究及应用是个重要的里程碑。对鱼类领域更是可贵。配合着鱼类基因转殖技术，建立了具有特殊遗传基因品系的基因转殖鱼。这些具有特殊基因的品系是我们利用分生技术找出与眼睛、心脏、皮肤及肌肉等组织或器官具有高度专一性基因的启动子，并用荧光蛋白质基因相连接，再转殖到小型的稻田鱼或斑马鱼的受精卵内，经筛选、培育及繁殖所得到的。其转殖基因的表现特性与相对应的内生性基因表现特性完全相似，且可以稳定地世代遗传。

因此，可以说在鱼类眼睛、肌肉、血管、皮肤及心脏等各组织器官都分别有单独被荧光蛋白活性标识的特殊品系。2008 年的诺贝尔化学奖颁给发现与发展荧光蛋白的三位学者，我们有幸借着这三位"巨人"在绿色、红色荧光蛋白基因的发现及相关衍生的各种荧光蛋白的组合，而让我们有机会创造了这些特殊的转殖斑马鱼品系，以作为现代生物医学方面研究及应用新材料之用。

培育试管婴儿的新方法

□ 江建勋

一般在医院里培育试管婴儿的传统方法为：利用标准的"体外受精作用"（in vitro fertilization）进行生殖治疗。妇女需先服用药物停止卵巢的作用，接着每天注射荷尔蒙持续两个星期，如此才能自卵巢中取得成熟的卵子。然而某些妇女对于过程中使用的强效药物却会产生潜在性的致命反应，特别是经诊断出有"多囊卵巢综合征"（polycystic ovarian syndrome, PCOS）的妇女，她们会发生一种称为"卵巢过度刺激综合征"（ovarian hyperstimulation syndrome, OHSS）的危险情况。在轻微及中度病例中，有高达20%的妇女会因卵巢受不了刺激，而导致如肿胀及呼吸停止等症状的发生，其中在这些案例里又有大约 1% 的几率会变得非常严重而死亡，而罹患多囊卵巢综合征的妇女发生此现象的死亡率接近 5%~10%。

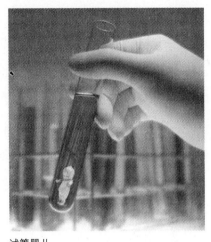
试管婴儿

如今对于这些高危险群的妇女研发出了一种革命性的新生殖治疗方法，可避免她们发生上述所提到的危险，并作为传统体外受精的替代方法，这种生殖技术称为"体外成熟作用"（in vitro maturation, IVM）。在过程中，妇女无须第一次就服用可能产生危险的生殖药物，而相较传统体外受精，这种技术也较便宜且快速，但是唯独其成功率较低。最近在英国，史无前例地诞生了一对经由此技术出生的试管婴儿，这对龙凤双胞胎于 2007 年 10 月 18 日出生，其间仅相隔一分钟，哥哥体重六英磅十二盎司，妹妹体重五英磅十四盎司，医生表示两位婴儿健康状况皆良好。

科学家表示：整体而言，传统体外受精作用成功率较高，但是产生的副作用却较大。而体外成熟作用则较安全、简单、便宜且更易为人所接受。对此，病人应该有选择替代方法的权利。而英国生殖治疗医生则认为，能进行卵的体外成熟作用是个好消息，治疗工作对于替代性方法总是多有需求，唯妇女必须咨询两种治疗方法的优缺点后再作决定。

另外，部分人员也表达对此新技术的关切，认为成熟过程可能造成卵子损伤，并导致婴儿产生异常情况。但截至目前，经体外成熟作用诞生的试管婴儿皆尚未发生这些情况。英国人类受精及胚胎管理委员会发言人表示：该机构将会密切追踪体外成熟作用的使用及结果。至今，全世界大约有400个体外成熟作用的宝宝诞生，相对之下，体外受精作用的人数却已高达200万。

蛋白质突变与自闭症

□ 江建勋

　　十多年前,美国德州大学西南医学中心的研究小组就发现有两种蛋白质与神经细胞相连,分别称为神经肢质素-1与神经肢质素-2,前者增加神经细胞的兴奋性;而后者则抑制神经细胞的活性。在正常情况下两种蛋白质功能彼此平衡,但经过最近的研究,它们的正确功能才被清楚阐释。

　　神经肢质素-1与神经肢质素-2在神经细胞间连接处(或称突触,synapse)形成一个实体桥梁,使得它们能与其他细胞相连。研究人员利用大鼠进行实验,发现当神经细胞中两种蛋白质的量都升高时,会导致额外的突触形成。而婴儿出生时带有突触的数量远多于成年期，在发育时，具有活性的突触增加，而不活化的突触被剔除。研究认为，如果神经肢质素-1产生突变，则会抑制成年期突触的数量，结果阻碍了神经细胞制造寻常连接沟通的能力，导致罹患自闭症，并产生种种缺失，而影响一个人与其他人沟通及互动的方式。最后阻碍患者与他人发展友谊的能力，并且对于了解他人感觉的能力也受到限制，同时因为自闭症的关系也常容易形成学习障碍。

科学家表示，该研究清楚显示蛋白质如何产生功能，如果不知这些突变的作用为何，就无法设计出治疗疾病的策略，此外，更需进一步研究制造这两种蛋白质的基因及蛋白质本身的性质，以及它们引起自闭症的原因。对于教育与治疗而言，了解自闭症患者大脑与正常大脑间有何不同，是极为重要的。

虐待与自杀

□ 江建勋

  儿童时期受到各种虐待，如肉体虐待、性虐待及情绪虐待，可能会造成长大成年后精神异常症状的产生，且大脑内与记忆及情绪有关的默什·史扎夫博士海马区，其部位的体积可能萎缩。最近加拿大麦吉尔大学的研究小组在美国《公共科学图书馆》期刊上发表一篇报告，他们检验自杀者大脑的研究报告指出：早期儿童受虐可能永久改变大脑中基因表现的方式。

  现今的研究已经非常清楚指出，人类不只是遗传到基因，基因本身如何开启及关闭更影响发育，大部分这种基因开关的调控作用在人出生之前皆已消失，但是某些基因在生命早期就已经设定，并且悄悄地在人类整个生命过程中产生作用。科学家也发现当甲基原子因（methyl groups）加入我们的基因时，也就是 DNA 甲基化时，基因会被关闭，而饮食、压力甚至母亲的照料都能影响这些"渐成基因"改变（"pigenetic" changes），这里指的就是基因的甲基化。

2004 年，默什·史扎夫的研究小组于《自然神经科学》期刊（Nature Neuroscience）发表的报告指出，刚出生即被母鼠忽视的大鼠，与照顾良好的大鼠相比，其基因具有不同的甲基化作用，也有不同的压力反应，但是如果之后加以小心照料，以上情况可以反转。那么人类幼儿期所受到的早期照料是否也影响甲基化程度？

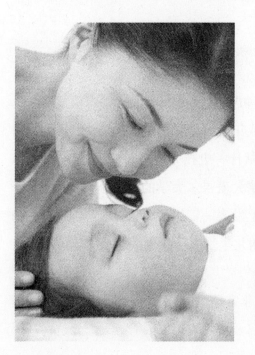

科学家已知相当比例的自杀者在其生命早期受到虐待或忽视，因此他的研究小组开始检视十三位自杀的人大脑（他们具有早期被忽视或被虐待的历史），并与对照组，包括十一位年龄及性别吻合的人比较

（他们成长背景正常但是死于突发的意外）。科学家检视尸体大脑中海马区部位，与控制制造蛋白质 RNA 有关的基因表现情形。结果发现在自杀的人当中，这些基因被关闭的比例较对照组高出许多，因此认为自杀者的海马区的确较不活跃。根据此现象又引出另一个问题：是否渐成作用影响自杀行为？

默什·史扎夫认为甲基化作用的改变，是儿童受虐待的结果，而并非造成自杀行为，如今有研究显示有些自杀的人并未被虐待可证实此点。科学家最感兴趣的是：可否设计出一种调整方式以恢复这些渐成改变，譬如以饮食、社会或药理等各种因子来反转此基因调控改变的情况。有科学家预言，将会出现许多遗传学上异质性的自杀者，其他科学家也认为，这个发现是其中重要的发现之一，可能据此研发新的诊断及治疗方法。

你可以不忧郁

□ 林快乐

生物医学

某卫生部门曾经公布"当地人忧郁指标",其中,十五岁以上的有 8.9%呈现忧郁症状,六十五岁以上老人和青少年,是两大最多忧郁症的年龄层。依据研究,自杀死亡者中,约 90%有精神疾病,其中忧郁症患者约一半。最近,一项青少年心理调查显示,29.6%想过自杀,24.6%曾伤过自己身体。

世界卫生组织认为忧郁症是 21 世纪三大疾病,每百人中就有三人罹患忧郁症,其盛行率高,但就诊率不高,而且就诊中断率高。

细究病因，在生理上，缺乏单胺类神经递质时，可能出现忧郁症状，而抗忧郁剂就是增加其分泌。另外，大脑额颞叶、海马区、基底核区等的功能异常也影响忧郁倾向。在心理上，诸如失落感的挫折愤怒、易焦虑与神经质等的人格特质，往往导致忧郁症。在治疗方面，药物与心理辅导并行。

2008 年 2 月，英国赫尔大学（University of Hull）心理学系教授欧文·基尔希（Irving Kirsch）研究团队发现，忧郁症病情较轻的患者服用百忧解等"选择性血清素再吸收抑制剂"类的新一代抗忧郁药物，疗效不会优于安慰剂（糖奶之类无疗效但有助于心理慰藉之物）；就连重度忧郁患者，病情改善程度也非常有限，而且能否归功于抗忧郁药，仍有待商榷。基尔希说，不论是服用抗忧郁药或安慰剂，患者忧郁症改善程度并无显著差异，显示忧郁症患者可以不靠任何化学（药物）治疗，就可以好转。除非病情严重，又找不到其他替代疗法，否则没有理由开抗忧郁药给患者。但基尔希强调，尽管服用抗忧郁药的疗效不大，不过病患切勿自作主张，应先与医师商量后再决定。至于药厂，则认为该研究分析的数据样本过少，结论可疑。

随即，苏医师为文《忧郁症是一种疾病吗》指出：英国研究发现服用抗忧郁药物的民众浪费时间和精神，因疗效和安慰剂差不多；其实这样的研究报告早在数年前就已经被发现，而精神科医师和药厂却极力撇清，也淡化抗忧郁药物竟然会导致暴力行为和自杀的资讯。忧郁症尚未被确认是哪个大脑分泌物质造成，精神科只是假设忧郁症可能是血清素或多巴胺的问题所引起，精神疾病诊断手册里面的所有疾病都尚未被证实是大脑分泌有问题造成的。每个人都有心情不好的时候，如果此时被贴上"忧郁症"的标签，很有可能就要吃一辈子药，因为医生说要避免复发所以要吃药控制。不论是忧郁症或是精神分裂症，任何精神疾病都应先做身体检查，排除生理因素造成的精神问题，像是甲状腺分泌不足、脑瘤、荷尔蒙失调都有可能造成忧郁的精神状况，甚至因其他生理疾病而服用的药物也有可能造成忧郁。

某精神医学会理事长和某忧郁症防治协会理事长联合为文《忧郁症应治疗且可治愈》回应：由于对于精神相关疾病的误解甚至污名化，忧郁症个案对于治疗常会抗拒就医。台湾地区忧郁症个案就医特点，首先就是容易"延迟治疗"，由于"延迟治疗"，所以在台湾许多个案就医治疗时多已足够严重，大多需要加上抗忧郁剂治疗。第二个台湾地区忧郁症治疗的特点，就是容易"提早中断"，依照保健资料分析，近 1/3 的个案在首次忧郁症诊治后，就没有第二次的治疗，到第一个月只剩不到一半继续接受治疗，这样的"提早中断"，不只会使忧郁症状无法缓解，甚至容易复发。分析提早中断与持续治疗愈后的差异，发觉忧郁症治疗前九十天内是黄金关键期。若连续九十天以上都使用抗忧郁剂，复发率约 5.3%，而提早中断者 34.7%可能复发，复发几率为前者的 6.5 倍。

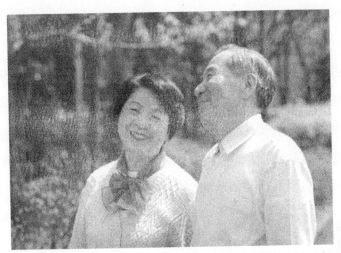

幸福可能不在很远的地方，它就在我们每天的生活中。

这几年临床学界检讨起来，普遍认为虽然抗忧郁剂并非完美，但仍有其重要疗效。目前对于忧郁症的诊断与治疗仍然不足，正确适当地使用抗忧郁剂，对许多忧郁症个案是很必要的。精神医学对于精神疾病的诊断都有明确的标准，治疗选择也有科学证据。以忧郁症而言，医师会评估个案症状是否已达严重忧郁情绪，影响功能无法自行回复，才会考虑诊断为忧郁症。治疗上，不只是单纯使用抗忧郁剂，也会对于个案的心理社会因素作建议性处置。

虽然有些医界人士不认同，但是专业医师经由理论和实务，肯定生理和心理的因素均要照顾到，两方面的比重因人而异，这对国人有何"启示"？

经由专业医师筛检，若为生理上诸如神经传导物分泌问题者，当依医师指示，大致上为药物治疗。最近，花莲慈济医院向当地卫生部门申请人体试验计划，以"脑深层刺激术"治疗强迫症。之前患者服用抗忧郁药物及心理治疗，情况可改善，但此种疗法只适合七成患者，其余三成患者为"顽固型强迫症"，需另辟蹊径。"脑深层刺激术"的确可减轻症状，治疗方式为医师将细长的电极线植入脑中，将电极对准脑部掌管快乐的内囊前区的脑核，以微电流长期刺激，抑制脑细胞不正常活动。

没错，电刺激治疗强迫症，近乎"身心交感"在此明显表露。

有医师认为忧郁者有心灵症结，如担心功课、业务繁忙、失恋、忧虑家人、乱猜疑等，若能把这些心结打开，许多症状自会不药而愈。另一位医师则说："当我们不断地在追逐着想象中代表幸福的青鸟时，会不会最后才发现，幸福不在很远的地方，幸福原来是在我们每天的生活中？"还有作家说："我们的喜乐，与形式上、物质上拥有的东西，并不具有必然的关联，一个人的幸福与否，在于心，在于有没有一颗平静、祥和的心。"更过分的是有人曾说：自觉忧郁或苦闷的就去从事辛苦的工作（诸如水泥工或挑夫），烈日炎炎下操劳一天，就知幸福为何物，至于忧郁或苦闷，那是什么啊？

在夏威夷和澳大利亚之间，有个小小的岛国"瓦努阿图"，若只看经济指数，它是最不发达的国家，平均国民所得1440美元，但它在英国"新经济基金"偕同"地球之友"

组织于 2006 年 7 月发表的《幸福星球指数》报告中名列全球榜首。这个很穷的国家竟是世界上最幸福的国家。

在此，心理建设优先。我们的“忧郁族”（青少年和老年人）可听到了？

"脑"人躁郁症

□ 江建勋

摩尼抑郁又称双向情感障碍（manic depression or bipolar disorder），通常在一个人青春期后期或二十岁早期时开始发作，同时影响男生与女生，症状的特征是狂躁与忧郁的情绪循环交替发作，狂躁时表现狂野、情绪激荡、兴高采烈、过动及睡眠减少；忧郁时则情绪低落、筋疲力尽、尽失欢颜，病情严重时病人出现妄想或幻觉，并处于自杀高危险情况中，许多研究认为躁郁症是生物性疾病，而非心理状态异常，因此应与大脑功能有关。

最近英国爱丁堡大学的科学家发现：罹患双向情感障碍

异常症的人受苦于大脑加速萎缩，研究结果发表于 2007 年
7 月 20 日出版的《生物精神病学》期刊（Biological Psychiatry）
上。他们以磁共振影像扫描仪扫描二十位罹患双向情感障碍
异常症病人及二十位正常人的大脑，这些病人都表现出连续
狂躁情绪，接着身陷忧郁深渊，在四年的期间，病人每年年
底接受一次大脑扫描，在这段时间内每位病人都至少发病一
次，有些人甚至发作达六次之多。结果显示，每一位测试者
都会因时间流逝而损失少许大脑组织，但是与对照组比较，
所有病人大脑额叶及小脑的灰质量都显著减少，此大脑部位
与人的记忆、辨识面孔及功能协调有关（同时大脑利用灰质
处理神经讯息，因此灰质也与智力相关），进一步又发现损
失最多灰质的人表现出最严重的狂躁及忧郁症状，且大脑功
能下降最大。

　　研究计划主持人安德鲁医生表示，此结果并无法说明大
脑组织损失是疾病的原因还是结果，可能是由于疾病重复发
作伤害到大脑，并
导致大脑功能的下
降；另一个可能性
是压力或遗传因素
引起大脑改变，进
一步造成病人经常
发病以及产生更多
大脑组织损失。其

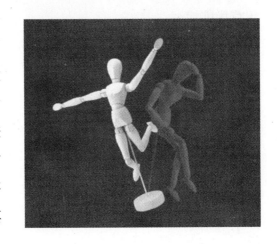

他科学家表示这个研究显示两极性精神异常症的确是一种"大脑疾病"。

回顾 2001 年发表于《美国精神病学》期刊（American Journal of Psychiatry）的一篇论文，美国密歇根大学的科学家研究指出躁郁症具有生物学基础，且是遗传性疾病。他们的研究方法是将一种叫做 DTBZ 的弱放射性追踪物质，注射到躁郁症病人与正常人体内，再用正子放射电脑断层扫描仪（PET）扫描脑部，发现病人大脑中传递讯息的单胺分泌细胞（monoamine-releasing cell）比正常人多，推论躁郁症的成因与此种细胞过多有关，最新的研究结果隐隐与此结果一脉相传。科学家认为躁郁症有两种形态，第一型与第二型（第一型较为严重），影响了美国 1.5%的人口。简单地说，躁郁症病人大脑内神经网路结构与正常人不同，医生应该利用基于实证的科学研究知识来治疗病人，而非以尝试与错误的方法。目前是以稳定情绪、抗忧郁或抗精神疾病的药物方法治疗忧郁症。

政党倾向在大脑

□ 江建勋

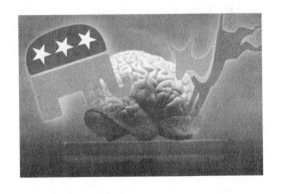

　　美国纽约大学的研究小组发表在《自然神经科学》期刊（Natural Neuroscience）的一篇研究中指出：自由主义者及保守主义者是以根本不同的方式思考事情，保守主义者作决定时更注重结构化及持续性，而自由主义者则对新的经验更加

开放。

研究人员追踪这些意识形态,原来源自大脑活动程度的不同,造成民主党与共和党的党员以不同方式思考。科学家表示,政治倾向是基于大脑处理资讯的基本方式而定,人们以多种方式来处理资讯,有些人乐于同时见到情况之优点及缺点,而其他人则只在意以一种方式评估情况。

进行研究时,参与者坐在电脑屏幕前,科学家利用电极记录他们的大脑电波活动。在过程中,屏幕上闪烁着两个不同的字母,相差只有几毫秒,如果M出现,参与者必须压下他们面前的按钮;如果W出现,参与者则被告知不要行动。

实验过程中,80%的时间都是M字母出现,这种刺激如此频繁,使得参与者只是坐在那儿一直压着按钮,这种行为不久就变成习惯。由于字母W只偶然出现且次数稀少,参与者并未预料到这种情况发生并感到惊愕,因此使用许多脑力不去压下按钮,研究人员借此可以检视参与者如何与冲突资讯打交道,以及他们如何迅速地转换反应模式。

研究人员发现,自由主义者在处理此种冲突资讯时表现较佳,该缩手停住不动时,他们的正确率比保守主义者相比大约多了10%;相反地,保守主义者较倾向停留于过程中,即使字母W在屏幕上闪烁,他们仍持续压着按钮。

更重要的是,科学家借脑电图仪(electroencephalogram,EEG)量测时,发现自由主义者与保守主义者的大脑活性有一个基本差异存在,前者在"前带"(anterior cingulated)部位显现更多的大脑活性，这是大脑处理冲突资讯的部位，此部位大脑活性的增加，可能解释为何自由主义者在试验时表现更正确。

在这个研究中出现两者差异性的事实，证明两方固守自身立场的态度。但有的心理学家并不同意此点，认为不论以不同程度的通融或死板态度来讨论议题，人们不同的政治信仰能随经验而有所动摇。

虽然该研究显示基本差异性存在于不同政党间，但并未解决先来后到的问题：即认知行为究竟取决于政治倾向，抑或不同的思考方式决定趋向哪个政党？虽然两党对于同一事件的意见可能并不相同，但是理解对方为何固守成见，以及了解持相反政治态度的人如何思考，这个研究提供一个合理的解释。此外，明白对方的思考方法，显然是一个双方展开建设性对话的极佳起始点。

致癌病毒，再添一桩？

□ 程树德

癌症，让人闻风色变。根据美国癌症学会统计，2007 年世界上就有七百六十万人死于癌，是全部死亡人数的 13%，这把悬在头上的剑，时时威胁着每个人，人愈年长，悬剑的绳愈腐朽，随时会砸下来。

于是癌症研究很早就开始，其中一项癌症致病机转的想法，随着"微生物致病"理论之兴起，自然也就蓬勃发展。二十世纪初滤过性病毒被发现，有人随即想到："是病毒引起癌症吗？"

在美国洛克菲勒研究所的裴顿·劳斯（Peyton Rous）看

见鸡身上有肉瘤，便将之磨碎过滤，再注射到鸡身上，看看这肉瘤有无传染性，居然发现这种肉瘤可以传染，那是1915年的事，由于缺乏电子显微镜，不知这滤过性的致癌物原是何物，研究不易推进。虽然劳斯的研究没有掀起追寻热潮，但这个研究传统总能在同一个研究所传递下去。1933年，同所的萧普（R. E. Shope）拿支猎枪在住家普林斯顿附近猎了一些野生棉尾兔，发现它皮上的疣内有病毒可以传递疣，就命名为萧普乳突瘤病毒，这是第一个用当时物理化学技术分析的致癌病毒，为圆形，直径五十纳米的病毒颗粒。那时测定出它有 DNA，分子量高达五十万道尔顿。

虽然可以用注射病毒到动物的方法，得到它致癌的证据，但想要指出病毒在肿瘤里，就没那么顺利了。萧普可以在家兔皮上引发疣，但就是无法再分离出病毒，只能从野生棉尾兔上抽出病毒，这明显没办法符合所谓"柯霍氏法则"（Koch's postulates），所以研究又难以顺利进行。

要想证明人的癌症由病毒引起，困难更多，不能用人当实验品，要搜集证据，只能用间接方式，例如证实发生癌症前病人曾被病毒感染，血内要有病毒分子或对抗病毒的抗体；或显示病毒能让体外培养的正常细胞，变成行为不同的癌细胞；或显露某癌症流行情况，就像是传染病，最后最好还能显示若能发展疫苗对抗这种病毒，就能降低某癌症的发病几率。

1960 年代以后分子生物学兴起，新技术的应用，使得以前研究"致癌病毒"的困难，慢慢地、一项一项地有了解决之道，例如把病毒加到培养皿里养的细胞，可以见到细胞被"癌化"，它们不再排列整齐，碰到彼此就停止分裂生长，而是爬到别的细胞身上，甚至自行分裂，"抱团"成一个细胞群体，以上的观察，使学者可以在动物体外，模拟细胞被病毒癌化的过程。

但依旧要到1970年代基因工程革命以后，才有足够技术，能提出证据，指出病毒核酸确实存于癌细胞里，而且病毒还带了"致癌基因"，活化了细胞，使它不听外来的命令，我行我素地生长及侵略。

这一阵大热潮，能较有信心地确认"人类致癌病毒"仍然不多，爱布斯坦—巴尔病毒（Epstein-Barr Virus）引起巴克氏淋巴瘤（Burkitt's lymphoma），人类乳突病毒引发子宫颈癌，这算比较有证据的两种病，至于乙型肝炎病毒如何导致肝癌，虽经台湾地区的学者三十年来不停努力，仍没有重要进展。艾滋病人常有卡波西肉瘤，这是让皮肤起红疹斑或块的肉瘤，在一般人极少，但艾滋病人却极常见，这是艾滋病病毒引起的吗？经过多年研究，发现这是淋巴内皮的癌症，乃人类第八号疹病毒，趁病人免疫力大降之际，方才处处产生这种红色癌斑，不只分布在皮肤，口腔、呼吸、肠胃道亦有。

这就揭示出惊人的复杂性，一种病毒可能分布的范围很广，但它的致癌性常被免疫系统压制，待免疫力大衰后，方

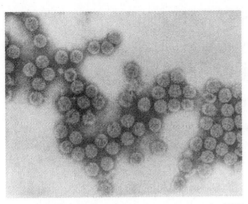

电子显微镜下的多瘤病毒（Polyomavirus）。新研究发现莫克细胞瘤的发生可能与这种广泛散布的多瘤病毒有关。

才出现，最近《科学》期刊有一论文，指出另一皮肤癌，可能也是病毒引起的！

莫克细胞癌（Merkel cell carcinoma）是罕见但极有扩张力的恶性癌症，此细胞是神经分泌类别的细胞，会在皮下及毛囊内增生，成硬块、不痛的结节，直径大小有五厘米左右，增生快，主要分布在曝晒阳光的头颈、大腿、手臂上，若它转移入淋巴结，五年内生存率只有50%。

美国匹兹堡大学的一个四人的研究小组（其中包括两位中国人），他们鉴于这种癌症主发于免疫衰弱的病人，而且全世界的病例愈来愈多，便设法找到四例肿瘤样本，把其传讯 RNA（message RNA, mRNA）抽取出来反转录，做成DNA 库（DNA library）。

由基因体学技术迅速发展之赐，有一新技术在超级定序能力出现后，才发明的，称为数位转录体筛检技术（digital transcriptome subtraction），将刚才所提到的 DNA 库，极大量地定序，由有意义序列中，减掉正常人类 DNA 序列，再看特异序列是否与其他外来生物（病毒、细菌）有所雷同。

他们在 39 万条序列中，找出 2000 多条序列，居然与非洲绿猴多瘤病毒（Polyomavirus）的某些例子相似，由此揪出藏在癌细胞内的病毒分子，研究者称之为莫克细胞多瘤病毒（Merkel cell polyomavirus，MCV 或 MCPyV）。

此外，他们检测十个莫克细胞瘤的癌细胞样本，发现八个有病毒 DNA 存在（80%），而控制组中由不同组织（胃肠组织）所得的五十九个样本内，以同样方法检测，只有五个有病毒 DNA（8%），非莫克细胞瘤的二十五个皮肤细胞样本中也只有四个含病毒 DNA（16%）。

统计上，确有证据显示这种散布很广的多瘤病毒，与莫克细胞瘤的发生有关联，这也是多瘤病毒可能导致人类致癌的首例。百年来技术之进展，使致癌病毒的发现，快捷不知多少倍，但同时研究所动用的资源，相对地也高了许多倍！

癌症研究新高峰

□ 程树德

在以前的文章中，提到一个新颖的发现，即某些多瘤病毒的基因体，居然嵌入一些莫克细胞瘤的细胞染色体内，虽然该篇论文只指出病毒与癌症的相关性，但科学家自然会假设，病毒基因以某种方式开动细胞癌变的过程。但要收集更多证据，指出哪一个病毒基因是致癌基因，哪一个病毒基因导致细胞不受控制地分裂增长，则需要很多工作及思辨！

经过了近乎一百年的研究，病毒引起癌症的理论，算是有了稳定的根基。用过去的技术，要证明病毒引起实验动物身上的癌症，不是难事，但要更深入到分子的层次以分析致癌过程，就得等待分子生物学革命出现，这是 1970 年以后的事了。

在那一段精彩的发现过程中，实验模式与临床癌症有极大差异。方便的实验做法，就是把动物的组织切下来，分散成个别细胞后，设法将细胞养在培养皿上，一代又一代培养，当"正常细胞"使用，设法用病毒或核酸使它癌化，创造一个动物体外的致癌模式。

但这种模式含有许多未知因素，例如，被分散开来的细胞，在培养皿内会大量死亡，经过一阵子筛选之后，才有一些细胞能适应培养皿的环境存活下来，而其中发生了几个突变，研究者并不知道。

而在能存活的细胞中，一般经过五十次分裂生殖，就失去分裂能力而死亡，其中又有一些突变，使细胞取得"不死"的能力，才能被研究者建立成为"细胞"，把它当"正常"细胞来使用。在这种高度选择后的细胞内，已经经过多少的突变，当时完全不知，而以之来发掘"致癌基因"，自然会有天生的谬误出现。

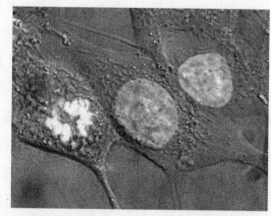

希拉细胞，经过筛选，能适应培养皿的环境而存活下来的细胞，其中发生了几个突变，研究者并不完全知道。

而评判体外"致癌"过程的标准，也颇不同于人类临床癌症的特征。例如其一是看细胞是否不再顾忌"接触就不长"（contact inhibition）的禁忌，能长出一小团的细胞；另一判断标准是看这种细胞注入裸鼠（nude mice）皮下，是否能形成一团肿瘤，而裸鼠是免疫系统中胸腺缺乏的老鼠纯系。这两项标准"接触就不长"及"裸鼠内成瘤"，当然可算是细胞恶化的两个特征，但能否代表全部特征呢？答案是，不行的。

用这种体外致癌模式，致癌基因一个接一个被发现，例如，src、ras、myc，开启癌症分子生物学黄金的一页。但人类癌症中这些基因是否被活化呢？这个问题，可以由直肠癌的研究中得到解答，因人类直肠（结肠）癌病例多，且取样容易，成为研究者常用的新模式。

直肠癌出现以前，直肠常会有息肉出现，这息肉常恶化变成腺瘤，而这些腺瘤在显微镜观察下，可分为三种类型：管状、管绒毛以及绒毛状。管状腺瘤还有分泌黏液的能力，但绒毛状腺瘤有指头状突起，且有许多不正常较恶化的细胞。病理学家认为从绒毛状瘤内的恶性细胞，再变成生长迅速的恶性肿瘤，于是以此建立"多阶段"的临床癌症起源理论，认为致癌基因一个接一个突变而活化，再加上一些肿瘤抑制基因突变而失效，使细胞逐渐变凶恶及有能力扩散到别处，而这些突变该有数个之多。

所谓基因体学（genomics），是因近年大量核酸序列的出现而产生。在 20 世纪 80 年代及以前，核酸序列由个别实验室跑电泳胶片而读出，处理这珍贵的序列，是手、眼、脑并用的，只为找出基因的起点、终点及调控区。但在20世纪90年代，大量使用定序机器，每日产生序列以百万计，就非得用电脑及特殊软体程式来处理不可。

电脑可以搜寻基因的起点终点，找出外显子（exon）及内隐子（intron），也可以用基因演化后依然有相似性的原理（同源原理，homology）来猜测不同生物内，序列相似基因，可能有相似功能，这大量工作构成了一个生气蓬勃的"基因体学"。

因人类正常的基因组定序，已完成好几年，而且其近两万个基因业已注释完毕。癌症学者可以提一个重大问题：在癌症细胞里，到底有多少基因发生突变了？哪些突变是在致癌基因上？哪些无关？不同癌症是否有不同突变？而致癌突变是否在每位患同一癌症的病人身上都相同？从前，这些问题都该算癌症学者难以企及的圣杯（Holy Grail），但是自从定序能力大增后，这种研究居然可能了。

现在有一个由十四个实验室合作的研究出现于《科学》期刊，光是挂名者有四十二位。他们取十一个乳癌及十一个直肠癌的细胞，将其中18000多个基因的两万多种外显子都予以定出序列，以发掘癌细胞内，到底有多少突变，再分析这些突变基因，是否在另外120个癌症中出现。

由于这涉及大量基因定序，以及软体分析，方法较为复杂，本文中就不予探讨，只看他们提出的成果。他们用统计法，发现每个癌症细胞内，平均有八十个突变，其中大部分无害，而只有少于十五个基因是与癌的起始、进展及维持有关。在乳癌及直肠癌中，突变的基因数虽相似，但突变基因的种类却大不相同，而且突变特质也不同，例如直肠癌中5CpG变成5TpG的频率高于乳癌，显示两类癌症所暴露的致癌物及核酸修补过程略有不同。

他们把所有观察的基因摆成一个二维的平面，把突变当成其中一点，然后把所有直肠癌突变都置于同一平面上。结果出现五个峰及几十个小丘，峰代表出现突变几率略高的基因，而小丘代表基因突变只出现于5%的癌症内。相较之下，乳癌只出现两个峰。

因小丘远多于峰，似乎显示，虽然是同一类癌症，但每位病人身上的突变种类，却颇不相同。任意两个人的同一种癌，最多只有两个或三个基因是一齐有突变，而这两三个基因又不同于第三位病人，表示每位病人身上癌细胞的突变，有极大特异性，少有共同性。

有了基因体学及强力定序能力，癌症研究已跨入了新层次。

病原毒性，变变变！

□程树德

生物医学

　　美国芝加哥大学的麦克尼尔（W. McNeill），构思《西方的兴起》时，曾细读史料，研究何以西班牙人仅凭不到600人的军队，竟能征服拥有数百万人口的阿兹特克帝国，他发现瘟疫（天花）是主因，这在他的名著《瘟疫与人》一书中，有详细分析，因麦氏在西方史界有崇高地位，至此占主流地位的历史学家们，再也不能忽视疾病对人类历史的关键角色了。

　　虽然传染病是造成人类灭亡的重要原因，传统思考病原与人类的互动，仍以过往瘟疫史例为模型。另外，历史上以病原控制生物族群的例子，在1950年代一个由澳大利亚官

66

方发动的灭兔计划，常被引为范例。

当欧洲人侵入澳大利亚时，顺便也带家兔过来，本只当作家畜，但一些逃逸而成野兔，在那广大的草原上，既没野生动物吃它，它便像野火一样繁衍开来，与牛羊抢草吃，而

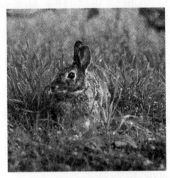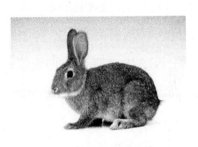

1950年代欧洲人侵入澳大利亚时，带来的家兔繁衍过剩，构成农业及环境大害。当时科学家引进一种黏液病毒，希望扑灭野兔，但之后发现病毒毒性降低，此一观察，触发"共同演化"的观念。

西方移民不怎么吃兔肉，且猎不胜猎，构成农业及环境大害。

当时的科学家从南美洲兔子身上找到一种黏液病毒，它对南美洲本地兔子杀伤力不强，但几乎能杀光欧洲的兔子，因而被澳洲的科学家引入，希望造成野兔的大瘟疫，果然第一年兔尸遍野，有极佳杀兔效果，但随后病毒效力一年不如一年。研究者取瘟疫后幸存的野兔，感染以原始的南美病毒，发现它们普遍有很高的抗病力，反之取瘟疫后病兔身上的病毒，将之施打于实验室内未感染病毒的欧洲兔，发现病毒毒性降低了，病毒似乎逐渐温和化。

因此从20世纪六十年代开始，兴起了"共同演化"的

观念，认为病原本来在另一种生物族群内，与寄主长期相处，是较温和的，但若病原能传染到新寄主，就较为狠毒，易致寄主死亡，但寄主死亡对病原没有好处，所以病原也演化得毒性降低了。

这项说法流行一阵子之后，到 20 世纪 80 年代开始受挑战，既然病原都朝温和方向演化，那么毒性大、致死率高的病原，又从何而来呢？例如肉毒杆菌本是土壤内的厌氧菌，它生长之后可制造一种极强神经毒素，让动物肌肉松弛而死，它对人的致死剂量，大约是每千克体重，只消 1 毫微克即足，若以平均体重 50 千克计，则 1 克的毒，可杀死约 2000 万人，那么强的毒性，何以不因演化减弱呢？

因此有不少学者认为该用更全面的演化眼光来检视病原与寄主互动，如果病原在寄主体内可以繁殖，那么病原最好客气些，别杀死寄主，以免同归于尽，因此病原有向温和方向演化的动力，但病原仍要传染到另一位寄主身上，这就需要大量繁殖后，积极向外界投送，这就使得病原毒性不得不强，以致伤了寄主。

故病原处于两种天择压力之下，拉着它或向高毒性演化，或向低毒性演化，只看传播途径是否顺畅，对寄主有何影响而定，这理论通称"妥协"学说。

在美国马萨诸塞州安赫斯特学院的保罗·W·埃瓦尔德（Paul W. Ewald）认为，如果病原能靠昆虫（蚊子、苍蝇、跳蚤）或污水来传播，那么病原就不在乎病人病得沉重些，因躺在床上奄奄一息的病人，更易被蚊子叮咬，更没有自卫能力，故更能传染出去。反之，若病原依赖人与人接触的传染途径，就必须温和些，让病人仍能工作及交谈，以便病原利用咳嗽或打喷嚏，传染周遭的人。

他为验证这种理论，找遍 19 世纪及 20 世纪的疫情记录，希望能扒梳出有用的史料，他尤其重视没有现代医药状况下的死亡率，结果发现虫媒病中，60%的病，其死亡率高于千分之一，如黄热病、登革热、疟疾等，反之，直接接触的传染病，绝大多数死亡率低于千分之一。

他又把目光转到污水传染病。在 20 世纪初之前，城市没有下水道，污水又被居民当饮用水。他推论，在这种情况下，越经污水传染的病原，致死率越高。经过查史料以及剔除不可用数字后，他发现，老牌霍乱菌，83%靠污水传播，致死率达 16%，而新型的艾托霍乱菌，经污水传染率只有50%，其致死率降低至 1.4%，而靠食物传染的非伤寒的沙门菌，其致死率在千分之一以下。

埃瓦尔德认为文明对病原施加演化压力，因污水与饮用水完全分开了，使靠污水传染的病原失去以往的传播方法，便使病原转依其他途径传播，也就要求病菌温和下来，以允许生病的厨师依旧上工，以便利用食物的污染而散播。

此外，他认为现代医院是一个新环境，足以促进病原凶悍化，因病人大都躺着，但医生、护士、看护、清洁工及亲友是可动的，可当传播媒介。他还发现，若致腹泻的大肠杆菌一直在某医院内传染，则它对新生婴儿致死率，会上升到10%，而一般院外腹泻的致死率则低很多。

新的毒力演化理论，既能说明毒性因何降低，也能说明其毒性因何上升，是较有力的解释与说法。

不干不净，吃了防病？

□程树德

　　且让我们静坐冥想百年前——当时人类还没发明自来水及灭菌法，家中用水都是气喘吁吁地从河里或井里挑来，得省着用，因此洗了脸后，还可以用来洗菜，再用来洗衣，无法像今日一般随时洗手洗澡，那时人手上及皮肤上的微生物，不知要比现代多了多少倍呢！

　　再让我们遥想，回到几万年前，人类懂得用火之前——茹毛饮血的年代。那时所有食物都没经过煮烤，就直接吃进腹中，食物中所含的菌量，或许千百倍于今日的食物。细菌致病理论，一直到19世纪才出现并加以推广。先前人们不知有千千万万只微生物，蠕动于各种液体内及固体表面，只要食物尚未变色变臭，就都津津有味地吃下肚，要知道食物多么珍贵，哪敢随意丢弃！

从古到今，清洁的观念是越来越严格了，这当然极成功地防止经水散布的传染病；但当紧张的母亲，随时训诫子女洗手，以防吃进细菌时，是否反而创造了一个全新的"文化环境"，让幼童陷入一个危险的新状况，是演化遗产不曾替孩子准备的？

的确，假设人类有500万～700万年的演化史（这是与黑猩猩族群分道扬镳后的独立时光），在这段漫长的岁月里，渔猎占人类活动的99.8%，而农业及工业文明，只占了千分之二。既然如此，存在于人类基因体内的演化智慧或遗产，当然比较能适应那长久的渔猎时代。也就是说，人类可能较适应不干不净的生活方式，习惯覆盖着细菌的各种食物。俗话说："不干不净，吃了没病"，恐怕较能反映这古老的实况。

人类自豪是高等动物，因为动物全身的细胞数约有百兆，但其实，人类身上的细菌也有这个数目。因此，人只能算是细菌及动物细胞共同组织的大社会；尤其在消化系统内，细菌更是绝对多数。如何容纳这数以兆计的细菌，共同生活又不致让病菌得逞，这可是动物几亿年来演化的深远智慧。

举例来说，肠里的细菌可以制造维生素供给人体所需，也能消化分解某些植物多醣体，这是肠内菌有利于人的部分。但肠壁还是像国家的边界，不希望细菌侵入，因此有了哨所及哨兵：哨所是肠壁向内凹的部位，而哨兵则是帕内特细胞（Paneth cell）。帕内特细胞是特别分化的防卫细胞，内有蛋白质囊泡，囊泡中含有准备向外分泌的防御素（defensin）。防御素是由数个氨基酸形成的胜链，能杀死细菌，构成一道防线。

美国德州大学西南医学中心的胡珀（H. V. Hooper），他用激光光分离肠壁上的帕内特细胞，其原理如同在显微镜下做微细手术，只是手术刀及镊子皆是高功率的紫外光激光。用这个方法切出的帕内特细胞虽少，但把它们的 RNA 用反转录聚合连锁反应扩增多倍以后，依然可以用在 DNA 晶片（microarray）上，鉴别哪些基因表现量较多。

胡珀用肠内完全无菌的小鼠帕内特细胞和肠内菌群已建立十天的小鼠帕内特细胞相比对，发现有一百四十九个基因的讯息 RNA（messenger RNA），表现量差了二倍至四十五倍。他们再聚焦于三号调控家族第三基因（Reg III gamma），发现此基因在有菌肠内的表现量，相较于无菌肠内，高出三十一倍之多。

调控三号基因会转译出能与多醣结合的蛋白质，而此蛋白质则会与钙离子结合。胡珀发现三号调控蛋白会先储存在帕内特细胞的分泌颗粒内，然后释放到肠腔中，进而和革兰氏阳性菌的细胞壁结合，抑制细菌的生长。由此可见，由帕内特细胞制造及分泌的蛋白质，可用来控制肠内的革兰氏阳性菌，是细胞和共生细菌互动的方式之一。又因从线虫、果蝇、鼠，以至于人皆有这种蛋白质，显示其悠久的演化历史，似乎是动物先天免疫机制的一环。

基于这个有趣发现，史隆凯特琳癌症中心的帕莫（E. G. Pamer）小组想看看，长期服用抗生素，是否与抗药细菌伺机感染有关。这个严重的临床问题，起因于人类大量使用抗生素，使具抗药性的"超级细菌"出现，其中尤以抗甲氧西林（methicillin）金黄葡萄球菌（MRSA）与抗万古霉素（vancomycin）的肠球菌（enterococcus）最为严重。后者

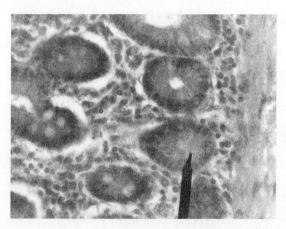

在肠内大量增生后，常侵入肠壁进入血管内，进而散布全身，且因抗生素罔效，易导致人死亡。

以前的理论认为，病人吃了多种抗生素后，会清除肠内共生菌，因此腾出空间及养分，使抗药细菌伺机大规模繁殖。现在既然肠内共生菌受到肠壁细胞的免疫控制，这项说法是否还能成立呢？

动物的先天免疫（innate immunity），由"T011 类受体"（Toll-like receptor）构成第一线，这类接收器位于免疫细胞的表面，专门侦测代表外敌的大分子，例如病毒的双股RNA，

以及革兰阴性菌外膜上的脂多醣体（lipopolysaccharide）。动物对这些亿万年的老敌人，演化出特别的接收器来侦测，能激发细胞内反应，放出细胞激素来抵抗外敌。

帕莫找来正常小鼠及先天免疫且有缺陷小鼠，分别结扎一小段回肠，让回肠能包住细菌，但不至于使肠壁坏死。结果发现，正常小鼠的肠子能够杀死肠球菌，但先天免疫缺陷小鼠的肠子却不大有杀菌能力，证实肠壁细胞的先天免疫机制，确是控制伺机菌的功臣。

帕莫进一步猜想：这杀菌物难道就是前文所提的三号调控蛋白？要验证这个推论，可以注入三号调控蛋白的抗体于结扎回肠内，若肠球菌大量增加，就获得支持证据。

但关键的问题是：服用大量抗生素后，小肠共生菌减少了，但这与肠球菌伺机增生千百倍又有何关联？共生菌以革兰阴性菌居多，它们的内毒素或脂多醣，是否能刺激帕内特细胞，生成三号调控蛋白？帕莫用细菌脂多醣喂食小鼠，果然使三号调控蛋白产量增加，进而杀死伺机病菌。

这一系列实验，显示肠内细菌与动物经长期共同演化，肠内菌的成分已变成刺激免疫细胞的必需信号。现代人"超级清洁"的习惯，或是服用益生菌改变菌相的流行风潮，都有可能造成文明病呢！

揭开世纪流感的真相

□ 江建勋

生物医学

看《微型杀手》这本书会让人手不释卷，想要一次就看完整个章节，因为笔者教学所用材料与本书内容多有重叠，所以看起来特别有趣味。一般科普书籍的外国作者喜欢将科学事件写成小说般吸引人，有悬疑、有惊悚、有推理，譬如第五章胡尔汀出场时就谈到病理学家的解剖工具，利用花剪剪开肋骨，以及厨房里的切肉刀切开人肉。死于1918年西班牙大流感而埋在阿拉斯加永冻土里的病人尸体，成了解决目前禽流感病毒H5N1毒性的一条重要线索，由此展开流感世界大流行的故事。

1918 年流感的可怕主要在于造成许多年轻人死亡，本来年轻的男人只有可能死于战争的残酷，如今却不明不白地丧命于流感，而且刚好是在第一次世界大战结束之际，此时年轻的士兵看到壕沟里堆满因近距离肉搏战而被刺死的同僚尸体，因而产生

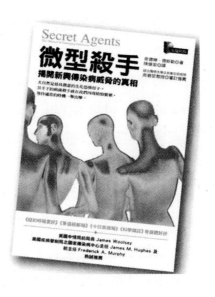

了精神异常的症状，这是第一次界定出所谓"创伤后压力症候群"的精神疾病，典型的战争疾病，人类不是死于战争即是死于疾病，死亡无所不在。1918 年流感的死亡人数有许多版本，从 2000 万、4000 万、5000 万，甚至高达 1 亿人，可见科学家还未能掌握真相。

韦伯（Robert G. Webster）是美国圣犹大儿童研究医院的病毒学家，专门研究流感病毒，他参与一个大型流感病毒基因定序计划，拥有一个储藏库，收集了过去二十七年来的禽流感病毒超过 12000 株，因为科学家相信，了解病毒基因间的差异是一窥流感为何发展出如此严重致命性的原因。另一个研究 H5N1 禽流感病毒的知名科学家是美国威斯康星大学的川冈义弘（Yoshihiro Kawaoka），1997 年中国香港地区发生有史以来禽流感造成人类死亡的病例，他就投身研究，

发表报告指出海豹也会被 H5N1 病毒感染，使得这种病毒的行为更引人好奇。他与同事于 2004 年第一次重建出 1918 年流感病毒的两种表面蛋白质 H（haemagglutinin）及 N（neuraminidase），由于他在安全等级第三级的生物实验室内进行禽流感病毒研究，还被其他科学家批评安全意识不够，应该在第四级实验室工作才对。

　　1918 年流感病毒可能是人类流感病毒内掺杂有猪的病毒基因，但是最新的研究资料却显示，这种病毒似乎源自鸟类，有两篇论文都发表于 2005 年《科学》期刊，认为是鸟类病毒在人体上适应而演变成为人类杀手，陶宾伯格（Jell Taubenberger）在美国马里兰州的陆军病理研究所定序出 1918 年流感病毒基因组的所有八个密码，美国疾病管制中心的科学家塔姆佩（Terrence Tumpey）则依据此序列重新建构出如同 1918 年流感病毒本体，此种重建的病毒也会快速摧毁小鼠的肺脏，如今重建病毒存放于疾病管制中心戒备严格的实验室内。科学家一直预言人类依然会面临流行性感冒全世界大流行的肆虐，目前最可疑的祸首就是 H5N1 禽流感病毒，而死亡人数则会远超过 1918 年的规模，如同本书所言，人类对此恐怕只能束手无策。

从演化看减肥

□ 程树德

两年前到美国，发现美国人更胖了，在机场转机时，正是晚餐时刻，旅客的快餐不是一整个肥厚的比萨饼，就是超大型汉堡或热狗，他们手上的饮料也是超量的大杯，笔者似乎进入了《镜花缘》所描述的"胖子国"，体重百公斤以上者比比皆是，美国减肥热潮不是风行数十年了吗？何以成果竟如此不堪呢？

肥瘦很明显是个社会问题，粮食分配不均，就有人肥有人瘦，在费正清、赖孝尔及克雷格合著的《东亚：近代的变革》就刊载一幅中国 20 世纪 40 年代的照片，面团团身圆圆的米店老板娘坐在后面，而前面是一位进城乞讨的小乞丐，举个空碗向前，面容极瘦削，胸前排骨条条可数，手脚只剩皮包骨，这一肥一瘦对比明确，给观者一个"分配不均"的印象。

在现代美国，这景象可是颠倒过来。一些非裔美国妇女走在路上，胸腹肥肉一步数颤震，但白人妇女较少胖到此程度，可见食物之有无，不能用来区分贫富；贫者肥的多，富者瘦的多，有钱人可能多时间运动，能吃高价食物，或有相对多些的知识，都可能是造成这社会穷肥富瘦的现象。

现在渐兴的"演化医学"，用演化眼光观察人类在文明进展中所面临的医学问题，颇可以借鉴，其中一个观念，即是所谓"文明病"。族群的演化，在于其同位基因，相对比例的变化，若同个基因位置上，整个族群都只有一种基因，则对这一基因所控制的性状而言，不可能演化。纵使同一位置上同位基因有好几种，但他们相对生存、生产的价值差不多，则其互相比例变化不快，加上人类每一代都要二三十年之久，因此人类族群基因演化的速率相对于"文化演变"或"环境改变"的速率，该是很慢的。

与此对照，则文化变化速率极快，这是一种"拉马克式演化"，即有益的文化发明会被留下并累积。爱迪生发明电灯，则人类都可使用，莱特兄弟发明滑翔机，没几年天空中就飞着各式各样的飞机，累积其速率不啻基因变异的千万倍，于是人们身处在现代文明中，但生理所适应的环境，却是旧石器时代的游猎搜集生活方式。

农业及工业革命，迅速把人类拉进物质文明中，必然有极不适应之处，可以"文明病"统称之，美国哈佛大学教授E. O. 威尔逊在近作《万物》（Creation）中，把这现象比拟为狮头羊身蛇尾的怪物，现代人类蹒跚出现于宇宙之中，他有石器时代的情绪，却含中古时代的自我图像，但又有上帝才有的技术。

食物多了，人便能沉溺于最美味的食品中，旧石器时代脂肪及蜜糖不但有高热量，也是难得的食物，人对它演化出嗜好，该是合理的假设。我们环视一下最热门的美式食物，如炸鸡、炸薯条、煎牛肉饼、烤肉，非烤即炸，再加上极甜的饮料、冰淇淋、蛋糕，以石器时代的偏好，工业时代富有的人们大嚼丰盛食物，难怪美国为肥胖所苦了。

因此有营养学家，想探究旧石器时代的人，吃何种食物？每日摄取多少热量？每日运动若干？以科学方式回答以下问题：自从农业文化出现以后，食物种类及质量如何改变？

方法之一，是探访现存的渔猎社会，记录当地人的食物，用营养学知识，计算其蛋白质、脂肪、碳水化合物的量；另一方法则是找人类遗址，看留下何种残渣，找到人类粪石，切开它，看有何动植物。这些大规模研究，由美国埃默里大学伊顿教授带领的小团队加以综合，且让我们看看他们的发现。

狩猎及采样要大量体力运动，而农夫在农业文明中也有大量体力劳动，因此他们每日消耗大量热能，这情况要到工业革命以后才改变，那时以石油及煤驱动机器，致劳动大幅减少，例如英国在 1956 年至 1990 年间，使用有力机器，而降低热量支出多达 65%。

由此可见，现代西方人体力劳动远低于史前人类，而史前人类可能处于高度的能量流动状态，即体力支出大，而吃入的热量也多，这是当今富国的人们很少实行的。

渔猎社会人所吃食物中，水果、根、豆、核果及其他非谷类植物占总热量的 65%～70%，而这些常于采集后，即刻被吃掉，另外 35% 得自所渔猎的动物。估计总热量每日摄取

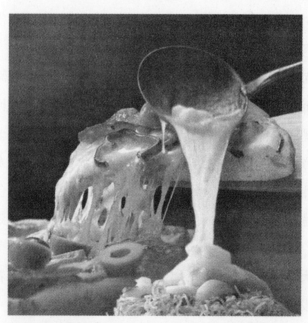

人们对美食的喜好，应该是史前人类追求高热量的演化结果。

3000 大卡，换算所含维生素及矿物质含量，远超过现在官方所建议每日摄食量。

例如比较同样热量摄食，旧石器人与现代人比较，旧石器人摄取的核黄素（维生素 B2）达现代人的 3.6 倍，叶酸是 1.5 倍，硫胺素（维生素 B1）是 2.5 倍，维生素 C 是 8 倍，维生素 A 是 2.7 倍，维生素 E 是 3 倍。

而铁之摄取，旧石器人是现代人的 3 倍，钙是 2 倍，锌 3 倍，钾 3 倍，而钠只有 1/8，可见现代饮食中盐加太多了。相反的，钾摄取量少了 3 倍。

至于碳水化合物，现代人得之于米面，但史前人类主要得之于蔬菜水果，由于精致米面易于消化，提升血糖快，因而可能造成胰岛素敏感度降低，这是值得现代营养学家注意的。

渔猎时代的人们每日可能吃约 100 克以上的植物纤维，但现代美国人则每日少于 20 克，这也是重大差异。

研究旧石器时代的食物，有其实用价值，如果古人已适应那种食物及劳动，是否现代人效法就较不易得现代文明病，诸如糖尿病及高血压，血管硬化呢？值得关切！

从演化看减肥

减肥法过招，谁胜？

□程树德

生物医学

在以前的文章中，我讨论过"旧石器时代食物之营养"的研究，这项研究的出发点，是分析在那种生活方式下，所可能摄取的热量及各种营养成分的量，其基本假设是：人类历经长久的旧石器时代（估计有高达两百万年之久），其体质是否已经稍稍适应在渔猎及采集的生活模式下，所能获得的食物。其所暗示的问题是：现代人如果依循旧石器时代祖先的摄食法，是否较健康，也较能避免肥胖及高血压、心脏病、糖尿病这类文明疾病呢？

这当然只是"假设"而已，但自从读了那篇论文后，我试着来实践"旧石器时代"饮食，倒有些心得，值得提出分享。首先，材料不易在城市里取得，尤其不易得于超级市场。到传统菜市，倒可免费收集些菜根、老菜叶及菜皮，以支持一个高纤维的膳食。其次，非谷类的淀粉种类并不多，只限于番薯、芋头、马铃薯等，其升血糖指数可能不低。最后，以植物为主的饮食，花费相对不高，总的来说，现代社会里，虽然颇有障碍，不易依循"旧石器时代"法摄食，但依然是可能的，而且不贵。

毕竟现代比较富裕的国家，有极多胖子，该如何减肥，成了科学研究的热门题材，更滋生了众多"减肥事业"。兹举出三项最常见的减肥法，看看他们各有的论点。

最单纯的是"低脂膳食"，由美国心脏协会提出，认为食物内少些饱和脂肪及胆固醇，该能降低冠状动脉心脏病的危险，而若要减肥，同时要限制热量摄取的总量。

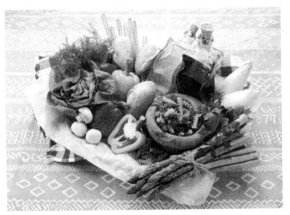

地中海膳食强调吃很多植物、水果，并以橄榄油为主要脂肪。

其次是"地中海膳食"，其最近的版本，是由哈佛公卫学院的维里特（Walter Willett）在 1990 年代中期所提出，根据 1960 年代早期，普遍行于克里特岛、希腊各地及南意大利的饮食方式，除了规律运动外，这种膳食强调吃很多植物、水果，以橄榄油为主要脂肪，摄取少至中量的乳酪、鱼、鸟禽肉，再加上低或中量的葡萄酒。此种饮食，从脂肪所获热量，达总热量 25%～35%，却号称其所导致心血管疾病的比例远低于美国，所以又有个名词形容此"高脂低心病"现象，叫"法国悖论"（French Paradox）。

第三种是"阿金膳食"，这是美国阿金医生（Robert Atkins）自己减肥成功后，写书大力推广的，他甚至成立公司大卖减肥餐，因此沾上了商业的气息。但由于他的书流行，又遇上美国渐成胖子国，居然也创造了减肥的热潮。

阿金认为肥胖主因，是吃了太多精致的碳水化合物，诸如蔗糖、面粉及糖浆，其次他认为饱和脂肪不是太可怕，反倒是"反式脂肪"，如氢化的油，较会引发心血管疾病，因此他建议，大幅限制碳水化合物摄取，让身体用光了血糖后，使用储存的脂肪，造成血中酮体（Ketone bodies）增加，以此来瘦身。阿金认为节食一定会饿，而饿感是让人破戒的主因，所以除了限制碳水化合物之外，他不限制人吃脂肪及蛋白质，这反倒变成阿金减肥法的一个特色，不在意热量的摄取，只要强力降低碳水化合物。

在三大类减肥策略中，所言都有科学根据，但所有说

生物医学

法，如不经科学方法验证，又极易陷入"科学主义"迷思中，于是有各种研究来测量减肥策略的实效。但大规模地对减肥的研究，会遇到不少问题，人非关在监牢的动物，饿了就乱吃，而吃腻了一类食物，又会渴望换别种花样及口味，因此坚持减肥的人逐渐减少，脱离减肥的渐多，研究难以持久。

现在终于有一项两年之久的研究，出现在新英格兰医学期刊，由本古里昂大学领导的国际团队，集合以色列一核子研究设施内的员工，做了这长期大规模的研究。

总参与人达 322 人，因为他们都属于同一组织，都在同一自助餐厅内用餐，因此退出率较低，且能用电脑及电子邮件来搜集参与者饮食实量，所以资讯也较为精确。

他们把平均五十二岁的肥胖参与者随机分成三组，第一组是低脂饮食，每日只吃 1500 千卡，脂肪热量占 30%，其他食物是谷物、青菜、水果、豆子。第二组是地中海饮食，以鱼禽肉取代牛羊肉，脂肪占总热量 35%，每日加给 30~45 克橄榄油，另给一把核果，但每日总热量仍是 1500 千卡。第三组阿金节食法，即在起初两个月，每日碳水化合物只给 20 克，两个月后，逐渐上升到每日 120 克，至于蛋白质、脂肪及总热量并不限制，但营养师仍指导这些人，以吃植物性脂肪及蛋白质为主。

这批 BMI 指数（身高除以体重平方）的平均数为 31 的人，以男性居多（85%），他们一年下来的坚持率（没有退出研究计划）达 95%，两年下来坚持率仍有 85%，可见这批核工人员，在营养师、护士及太太的鼓励之下，多数成功地撑过两年。

　　减肥开始的一到六个月，是体重下降最多的时期。从第七到二十四个月，体重回升，但达一稳定体重，平均体重仍比开始时低。就完成全程的人中，低脂肪组平均降 3.3 千克，地中海组降 4.6 千克，而低碳水化合物组则减少 5.5 千克，似乎阿金减肥法拔得头筹。

　　各组的 BMI 指数，低脂组降 1，而另两组皆降 1.5。低脂组的腰围降 2.8 厘米，地中海组 3.5，而阿金组达 3.8。至于血管收缩压均有降低，地中海组降 5.5 毫米水银柱为最多。

　　经这一大规模评估后，阿金减肥法居然颇有成效，的确有助于阿金公司的宣传，但读者是否要采行，就要靠自我智慧去判断了。至于我，仍坚持菜根及菜叶！

半个手足与伦理

□ 江建勋

最近一个关于试管婴儿的惊人议题被引爆。该议题于2007年7月在法国里昂举办的欧洲人类生殖及胚胎学研讨会上，由加拿大麦吉尔大学的科学家提出，受到极大关注。原来是一位三十五岁的加拿大籍律师梅勒尼·波伊玮女士准备把她自己的卵子捐出给她亲生的女儿弗拉维，因为七岁的弗拉维罹患一种称为特纳氏综合征①（Turner' syndrome）的染色体疾病，长大后无法生育，特纳氏症是一种罕见的疾病，病人缺少一条 X 染色体而引起卵巢功能异常。梅勒尼

----

① 亦称先天性卵巢发育不全综合征。

找到马基尔大学生殖中心唐相林（Seang Lin Tang）教授的研究小组请求协助，唐教授主持一个卵子冷冻计划，为癌症病人及那些想要延迟生育小孩的妇女保存卵子。问题是，如果弗拉维将来真的利用她母亲的卵子来进行体外受精作用，生出的试管婴儿将会是她自己的半个妹妹或弟弟，因为双方有一半的遗传性质相同，这将是史无前例的事，当然引起众多讨论，首先遇到的是伦理难题，之后才是医学问题与社会观感。

梅勒尼认为这么做是想尽力帮助女儿，不论将来生下的是孙儿还是自己的儿女，且因为年龄的缘故，现在就得进行捐卵的工作，她与丈夫讨论了此事对身体、家庭经济及情绪等各方面的冲击后，一年内就作此决定。梅勒尼表示她不会强迫女儿将来一定要使用卵子，要让女儿自己作选择，希望她将来成为一位真正的母亲，可以养育自己的小孩，又表示如果女儿需要的是肾脏，她也会毫不迟疑地捐出，两者思考过程的逻辑其实相同。加拿大法律已经同意捐出的卵子可维持冷冻二十年，直到弗拉维决定建立她自己的家庭，如果她使用卵子并且成功怀孕，则所生的婴儿就遗传性质而言，将是她半个亲生手足。唐教授认为弗拉维利用母亲的卵子生产的机会十分大，但是医生必须筛检胚胎有无特纳氏综合征的异常情况，虽然具遗传性质，但特纳氏综合征通常不会直接遗传，因为弗拉维有个妹妹并未受到影响。

由于此案例得到麦吉尔大学一个独立伦理委员会的指导与同意，所以没有法律上的问题，且加拿大法律所许可卵子的储存时间较长，不像在英国，卵子的保存期限为十年。但是有科学家提出疑问，人类卵子冷冻保存二十年后是否还具有正常功能？又经由体外受精作用的怀孕成功率非常低，大约不超过 5%~6%，然而唐教授表示：他的实验室能够保证冷冻卵子的存活率超过 85%，而且经过类似过程的怀孕率也已经达到 40%，几乎与自然怀孕的结果相同。

但他也承认，目前只有时间才能证明卵子在冷冻情况下保存二十年或更久时间后，是否仍然会存活。科学家对此并不确知，卵子冷冻技术仍然是新鲜事物，会不会产生健康后代依旧未知，因此目前的案例并不是治疗方法的研发，而是一种实验。马基尔大学的伦理委员会认为，母亲捐卵子给女儿是一种母爱行为的表现，至于女儿将来是否愿意接受只是一种选择罢了，而且这是许多年以后的事，伦理考量会因时而异，谁知道二十年后伦理将会以何种面貌呈现。

这虽然是第一个母亲捐卵子给女儿的案例，其实在世界上姊妹间互相捐卵子已经有许多先例，甚至有母亲替女儿怀孕生出外孙子的前例，因此这种"利他行为"，与父母亲捐献肾脏给小孩，并没有什么不同。伦理学家表示，对于捐卵子的案例并无先天的道德考量。当然不是每一个人都同意如此，有医生建议，帮助弗拉维建立圆满家庭不需要挑战伦理，可以考虑由其他人捐献卵子或去收养小孩。也有伦理学家表达反对之意，认为生下一个与自己遗传性质有一半相同的亲生弟妹情况太过分了，怀疑父母亲对这样诞生的儿女，在道德或伦理观念上，如何适应与对待。

　　同时这也违反社会的正常认知行为，《生殖伦理评论》期刊则有一位学者表示：我们必须将儿童本身的心理当作一种福祉来关心，这种儿童将来可能会出现认同错误的观念，因为他不但是母亲的儿女，又是母亲的半个手足，更是祖母直接遗传的后代。在精神病学上有愈来愈多儿童受苦于认同问题，特别有一种所谓"家系困惑"（genealogical bewilderment）的情况。换个角度思考，我们对于女性在家庭中所扮演的角色，不能只从生育的角度来思考，没有小孩的家庭生活依然可能快乐而且完美。

生
物
医
学

父母有三人？伦理大论战！

□ 江建勋

人体内除了红细胞外，每一个细胞的细胞质中都分布许多长得像蚕宝宝的细胞器，称为线粒体（mitochondria）。这种细胞器体积微小，构造却很复杂，有科学家描述其为"细胞能量工厂"（cellular power plants），因为它们负责制造大部分的能量，供应人体生长与存活所需。线粒体是种奇异的细胞器，有人猜测它们在几百万年前，仍是在细胞外自由生活的细菌，但与动物细胞共生后，如今被局限于细胞质内。

粒线体的独特性质为：它们自有一套 DNA，与细胞核内的 DNA 分开，且只能经由母亲个别遗传给后代。人类细胞内的线粒体所含 DNA 不多，相对于人类细胞核内二万五千个基因，它只有三十七个基因而已，但是，这些少数基因出错，却有巨大破坏性。如果粒线体 DNA 发生错误，就会产生所谓的"线粒体疾病"（mitochondrial diseases），如今已知每六千五百个人中，大约有一人会罹患此种疾病，症状包括致命性肝脏衰竭、类似中风的症状、失明、耳聋、肌肉萎缩及糖尿病，目前对于此种疾病尚未有任何方法可以医治。

改造胚胎避免线粒体疾病？

2008 年英国纽卡斯尔大学（Newcastle University）的一个研究小组，研发出一种技术，相信可以根绝线粒体疾病，以及某些种类的癫痫。科学家在实验室内进行试验，利用取自一个男人及两个女人的 DNA 制造人类胚胎，这个胚胎拥有一位父亲及两位母亲，共三个亲代来源。他们认为这个研究可以防止具有遗传性质缺陷的女人将疾病遗传给她们的小孩，在治疗线粒体疾病上是个重大突破。

科学家取十个严重异常的人类胚胎进行实验（这些胚胎是由传统生殖治疗法所遗弃），在取得胚胎的几小时内，将含有父亲及母亲 DNA 的细胞核，移植入另外一个捐献的卵子中，该卵子的 DNA 已大部分被移除，唯一遗留下的遗传讯息为控制制造线粒体的组成，大约是构成人类基因组三十亿对碱基中的一万六千对。成功地移植后，胚胎开始正常发育，在六天内科学家将胚胎摧毁。

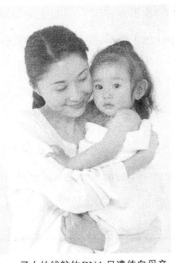

子女的线粒体DNA只遗传自母亲，如果线粒体DNA发生错误，会产生"线粒体疾病"。

小鼠的动物实验结果显示：将含有受损线粒体的受精卵原核（pronucleus，精子与卵子受精时尚未融合的细胞核，只含有单套染色体DNA），植入另一个含有完好线粒体，但已去除细胞核的卵子内，则有可能防止线粒体疾病的发生，上述的三亲胚胎方法也可能有相同效果。科学家推论借由此种胚胎移植方法出生的婴儿，将会携带三位亲人的遗传物质，即使如此，由于外貌及其他特性是由原本细胞核DNA影响，因此孩子与父母亲仍然相似，如头发颜色等遗传特质，并不会来自捐献卵子的女人。

然而到目前为止，依法只准许研究小组在实验室内进行试验，因此还未能成为一种真正的治疗方法。科学家相信由目前的研究及其他动物实验来看，原则上有能力发展此种技术，未来可望成为有效的治疗方向，将带给许多家庭希望，避免将线粒体疾病遗传给子女。科学家的目标集中于一种称为"线粒体肌病"（mitochondrial myopathies）的线粒体疾病，这是个复杂而严重的疾病，造成肌肉衰弱及耗损，罹病者难以正常活动，可能需要以轮椅代步，影响病人生活品质与寿命，在治疗方式上急需突破，这也是英国"肌肉萎缩症运动"（Muscular Dystrophy Campaign）机构提供经费支持该研究的原因。

生殖伦理评评理

　　然而纽卡斯尔大学的研究也引起强烈的反对意见，前生命团体"生殖伦理评论"（comment on reproducetive ethics）认为这是件"危险的事"，而且是朝向"设计婴儿"（designed babies）跨进一步，因为科学家所实验的对象是人类胚胎！他们不应对生命的基石胡作非为！而且在美国，科学家曾经使用一男两女的 DNA 来进行胚胎研究，结果在某些案例产生明显异常情况后，不得不停止实验。总而言之，对于想要制造基因改造婴儿的研究，势必要提高警觉。

　　另一个慈善基金会"生命"（LIFE）表示：英国管理有关生殖学及胚胎学研究的机构"人类受精及胚胎管理局"（Human Fertilisation and Embryology Authority, HFEA）不应该批准这类研究的进行。该基金会认为 HFEA

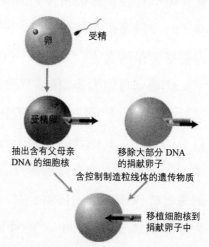

卵　　受精

受精卵

抽出含有父母亲
DNA 的细胞核

移除大部分 DNA
的捐献卵子

含控制制造粒线体的遗传物质

移植细胞核到
捐献卵子中

拥有一位父亲及两位母亲，共三个亲代来源
的胚胎。

生物医学

的决定不合伦理规范，令人嫌恶，并违反大众意见，同时冷酷地将自由主义议题强加在本国人民身上，因此呼吁政府必须立即采取行动将其解散。

科学家十分无奈，解释他们并不是进行复制人的工作，而是希望帮助儿童避免得到先天的遗传疾病，而且实验并未根本地改变胚胎的 DNA，只是更动细胞能量来源而已。英国剑桥大学生理学及生殖学教授阿奇姆·苏拉尼也表示，他不觉得有伦理问题，因为科学家操作的只是极早期的胚胎，此时受精卵细胞甚至还未分裂。

其实在 2005 年时，纽卡斯尔大学的科学家已经获得许可，制造具有两位母亲遗传物质的胚胎，目的就在于防止婴儿罹患线粒体疾病。而美国圣巴拿巴斯生殖医学及科学研究所（Institute for Reproductive Medicine and Science of St Barnabas）也有科学家报告，他们早在 2001 年时，就曾经成功地完成类似研究，结果产生十五个健康儿童，显然没有遗传到他们母亲的线粒体疾病。

当干细胞碰上基因治疗法

□江建勋

生物医学

      原先萃取干细胞的方法，是利用体外受精的技术，在实验室中制造一个人类胚胎，然后等胚胎生长五天到囊胚期时，抽取胚胎里内细胞团的细胞，这些细胞就是人类胚胎干细胞（human embryonic stem cells，ESCs），可以置于冷冻箱内长期保存，供以后研究使用。但是有些人道团体反对这种实验程序，谴责科学家先制造人类胚胎再予以摧毁，是杀害生命。当年美国布什总统就是基于这种道德观，禁止联邦经费支持人类胚胎干细胞研究，造成此领域研究进展落后英国、韩国等国家，于是科学家只好另辟他路，研究如何不需胚胎就可获得干细胞的方法。

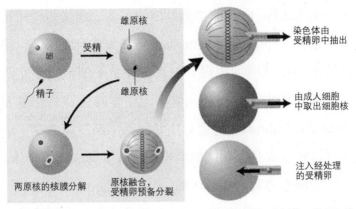

移除受精卵中父母方的染色体，注入成人细胞的细胞核，创造出胚胎干细胞

由成年至胚胎

2006 年时，日本京都大学的山中伸弥与其同事宣称，他们已经制造出类似胚胎干细胞的细胞，他们将小鼠皮肤细胞暴露在只存在于胚胎细胞的四种化学物质中，皮肤细胞会转变成为干细胞。虽然这种"诱导性多功能干细胞"（induced pluripotent stem cells，iPSCs）可发育成小鼠所有种类的组织，但是动物无法产生活的后代，因此这些细胞并非真正的胚胎干细胞，而是部分再程式化（reprogrammed）的细胞。

2007 年 6 月 3 日至 9 日，居然有三篇类似论文同时发表。首先，山中伸弥与其他两个研究团队报告，让成年小鼠细胞内表现上述四种化学物质，结果细胞反向进行分化作用，转变成类似胚胎干细胞的状态；第二篇论文是由美国哈佛大学干细胞研究所的 Konard Hochedlinger 撰写，显示某些细胞能够由这四种因子协助产生，而且所产生的细胞与胚胎干细胞无法区分，这些细胞基因的整体表现遗传模式和渐成基因模式（epigenetic patterns，系加入 DNA 分子，通知细胞协助协调基因的表现）与真正胚胎干细胞几乎完全相同。另外，山中伸弥与美国麻省理工学院怀持海德研究院（Whitehead Institute）的詹尼士共同写了第三篇论文，证明细胞可以转变成具有功能的生殖细胞并发育成完整个体，这是胚胎干细胞之黄金标准（the gold standard for ESCs）。

这次，注射诱导性多功能干细胞的小鼠早期胚胎可以存活至成年期，且成年的小鼠可以与雌性动物交配，产生的胚胎同时含有由诱导性多功能干细胞得来的细胞，其他科学家认同这绝对是成功的证据。科学家认为十年前复制出多莉羊[①]的技术，并没有因时间推衍而长进，复制动物时常产生异常状况，复制作业其实是一种"黑箱作业"；反观上述的新技术具有确定的操作条件，并可观察到细胞正在进行的变化。

由小鼠到人类的诱导性多功能干细胞

为了制造出改良的诱导性多功能干细胞，山中伸弥与其他两个团队的研究人员，预定制造插入这四个因子基因的细胞（正如诱导性多功能干细胞从前所为），但是改变细胞再程式化方式。诱导性多功能干细胞原始的研究，是使用基因

[①]多莉羊为人类历史上的第一只以哺乳动物体细胞核为材料所成功制造的同源复制物。——编者注

生物医学

工程方法，制造一种表现抗生素抗药性基因的细胞，但只有当这些细胞也表现一个在胚胎干细胞内活化的 Fbx15 基因，抗生素抗药性基因才表现；然后加入特定抗生素来培养、筛选细胞，只有那些经过再程式化的细胞才能存活。但是Fbx15对于维持类似胚胎干细胞状态是非必要的，不能完全保证筛选到的都是胚胎干细胞。

　　这次三个团队，都选择将抗生素抗药性与必要的胚胎干细胞基因 Nanog 结合，研究人员相信这种方法会迫使细胞变得与胚胎干细胞更加类似，关键就在于结合必要胚胎干细胞基因的不同选择方法。然而所有实验结果只发生于动物，是否可用于人体，一定有许多技术障碍要克服。科学家完全不知道人类细胞是否可以再程式化，其过程想必是更加复杂。到目前为止，山中伸弥以相同的四个因子进行人类细胞试验，却无法制造出诱导性多功能干细胞，因此推测再程式化人类细胞所需各种因子结合，可能与小鼠不同，说不定须要超过四个因子。

解开黑箱之谜

　　即使已掌握了各项办法，试验方法仍需要细胞产生连串基因修饰，如果将这种细胞用于治疗人类疾病，太多的基因改变是无法被接受的。为了将这四个因子引入细胞，研究小组使用反转录病毒作为载体，每一个因子的基因，都插入细胞基因组任意位置，此方式却有可能活化癌症基因。为了克服这个问题,科学家尝试使用不同种类的病毒载体将基因送入细胞,这些基因只暂时存在于细胞内,而且不会插入细胞基因组,此方法似乎可行,由于因子是在试验过程开始时才需要用到。

另一个关切点为原癌基金(c-myc),是由一个强力引发癌症的基因所预定制造,因此它如果留在基因组内可能会被再度活化,导致癌症发生。的确,山中伸弥发现大部分由含有诱导性多功能干细胞的胚胎所发育的小鼠似乎正常,但其中有大约20%的小鼠发生肿瘤,是由原癌基金再活化导致。如果使用这种方法制造的人类胚胎干细胞用于治疗时,这正是需要严肃考虑之处。此外,试验过程非常没有效率,每1000个被反转录病毒感染的细胞中,不到一个能表现? Nanog并变成诱导性多功能干细胞。科学家表示:有可能少数细胞对于再程式化比其他细胞更敏感,如果此事为真,为了提高细胞转殖的效率,就应改变皮肤细胞,使细胞对于再程式化更加敏感。至于解决这些问题要花多久的时间没人晓得,几年或几十年都有可能。以上这些试验方法,提供了一个可界定的系统来研究细胞的再程式化作用,通过这些试验方法,让科学家对于细胞进行分化时,细胞内究竟发生何种改变,获得某些程度上的了解,并逐渐解开干细胞研究的黑箱之谜。

干细胞与基因治疗法

"基因治疗法遇上干细胞!"如美国基因治疗法协会所

揭示，这将是未来研究趋势，虽然以干细胞的治疗基因来矫正人类疾病的研究，仍有刺耳嘈杂的反对声音。

目前针对糖尿病及一群致命性神经退化性疾病（通称为"溶酶体贮积症"①，lysosomal storage diseases）的临床试验已经准备进行；同时，基因治疗人员也使用他们的技术，制造"改良的"（improved）干细胞来治疗退化性疾病，如果检视过去发生的事，科学家认为基因改造干细胞将是一个主要的趋势。作为基因治疗法之标的，干细胞具有明显优势，为了治疗某种疾病，科学家将基因插入个别细胞，一旦改造为可携带治疗性基因，干细胞可以持续正常分裂，补充本身短少的数量，并产生携带相同基因之特化子细胞；相反地，

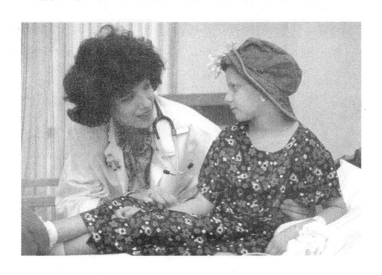

① 溶酶体贮积症（LSD）是一组遗传性代谢疾病，是由于基因突变致溶酶体中有关酸性水解酶缺陷，导致机体中相应的生物大分子不能正常降解而在溶酶体中贮积，引起细胞组织器官功能的障碍。——编者注

大部分其他细胞，只具有一定的生命期与分裂能力，这就是为何基因治疗人员想利用干细胞的特性，以尽力达到有效及持续的治疗目标。

确实，目前最明显成功的基因治疗法，是矫正病人骨髓中造血干细胞的基因缺失，用以治疗罹患严重遗传性免疫缺失疾病的儿童。如今，基因治疗人员将焦点集中于其他种类的干细胞及不同疾病，其中最可能有效的目标之一，就是利用肠道中改造的干细胞来治疗第一型糖尿病。罹患第一型糖尿病的人，其自身免疫系统摧毁胰脏内β细胞，而无法控制他们体内的血糖量。由于这些细胞负责分泌胰岛素，因此这个疾病可借注射胰岛素来治疗，但是难以模拟身体对葡萄糖

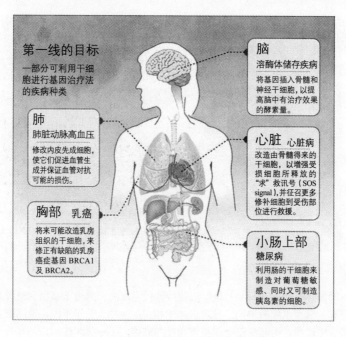

第一线的目标
一部分可利用干细胞进行基因治疗法的疾病种类

脑
溶酶体储存疾病
将基因插入骨髓和神经干细胞，以提高脑中有治疗效果的酵素量。

肺
肺脏动脉高血压
修改内皮先成细胞，使它们促进血管生成并保证血管对抗可能的损伤。

心脏 心脏病
改造由骨髓得来的干细胞，以增强受损细胞所释放的"求"救讯号（SOS signal），并征召更多修补细胞到受伤部位进行救援。

胸部 乳癌
将来可能改造乳房组织的干细胞，来修正有缺陷的乳房癌症基因BRCA1及BRCA2。

小肠上部
糖尿病
利用肠的干细胞来制造对葡萄糖敏感、同时又可制造胰岛素的细胞。

的反应，无法精确管制胰岛素的量。

加拿大温哥华一家生物技术公司的科学家表示，治疗此病需要一种对葡萄糖敏感，同时又可用基因工程方法制造胰岛素的细胞。在小肠上部发现的 K 细胞就是很好的选取对象，由于 K 细胞对肠道内葡萄糖起反应，并制造一种称为 GIP 的荷尔蒙，GIP 发送"食物来了"的讯息给胰脏，进而制造胰岛素。

如果用基因工程方法，让有侦测葡萄糖能力的 K 细胞可以自行制造胰岛素，就能免除荷尔蒙传递的中间过程，得以反应体内葡萄糖的含量，亦不用依赖胰脏细胞分泌胰岛素。问题是，脱落至肠道前，个别 K 细胞大约只能活一个星期，因此温哥华生物技术公司需要将制造胰岛素的基因插入干细胞，而这些干细胞依然会持续形成新的 K 细胞。

该公司如今已经解决此问题，利用一种称为壳聚糖的多糖纳米颗粒（在虾壳里发现）将基因传送至细胞，此纳米颗粒携带两个称为质体的环状 DNA，其中一个质体带有制造人类胰岛素的基因；另一个制造一种可以将胰岛素基因插入细胞基因组的酵素。注射单一剂量的纳米颗粒后，动物就可持续制造人类胰岛素超过一百三十天。

更多干细胞治疗法

由于某些可供改造的干细胞，只有在胚胎发育过程中一段很短的时间内才可取得，所以目前有几个研究团队正在进行实验，以子宫内基因治疗法来矫正遗传性疾病，例如某种类型的乳癌。美国宾夕法尼亚州费城儿童医院的科学家，已经借由注射带有标记基因的慢病毒（lentiviruses）到怀孕小鼠羊膜液，改造形成乳房组织的干细胞。最终，此方法可能让携带乳房癌症基因 BRCA1 及 BRCA2 的妈妈，生出乳房组织带有正常基因的健康婴儿。与此同时，其他研究人员尝试用不同方式从动物身体萃取干细胞，于实验室中加以基因改造，然后再送回体内发挥治疗效果。

意大利圣·拉菲尔泰丽森研究所（San Raffaele Telethon Institute）的科学家们，正在计划进行一个临床试验，使用改造的骨髓干细胞，来治疗严重的变色白细胞营养不良症（metachromic leukodystrophy，或称为 MLD），这是一种溶酶体贮积症，产生称为硫酸脑脂（sulphatides）的毒素在大脑中聚集，使神经失去髓鞘质（myelin）的隔绝层。罹患严重 MLD 的儿童认知行为骤然下降，并失去控制运动的能力，通常于十岁前就会死亡。该疾病是因一种称为 ARSA 酶素的基因缺陷所引起，在小鼠实验中，该研究团队发现可以改造骨髓里的干细胞，以促进 ARSA 制造并矫正 MLD。干细胞会长成一种会移动至大脑、名为小神经胶质（microglia）的免疫细胞，为 ARSA 酶素制造一个穿梭运送的工具，让它可以进入神经系统，达到治疗该疾病的效果。

2008 年年初，科学家打算招募罹患严重 MLD 的儿童，进行临床治疗试验。其他科学家也同样关注于溶酶体贮积症，但方法是把制造治疗用酶的基因，加入可长出新的大脑组织的神经干细胞。科学家认为，对于某些溶体储存疾病，可能需要同时改变造血干细胞及神经干细胞，且细胞组织也需要有高度的修补能力。

神经干细胞本身也具有某些微妙的治疗作用。美国加州伯纳姆医学研究所（Burnham Institute for Medical Research）的科学家，注射健康的人类神经干细胞到小鼠大脑，已经能在小鼠试验上使一种称为山德霍夫氏病（Sandhoff disease）的溶酶体贮积症状延迟发生，除了提供失去的酶素外，干细胞也具有抗发炎作用，可进一步保护大脑。当使用干细胞来重建疾病组织的想法吸引大部分人的注意时，科学家预言：传送矫正基因及保护其他细胞不受伤害等的分子治疗法，比较容易实现，且在未来将产生更大的影响力。

增强并控制干细胞

一般人们对于干细胞可治疗疾病的潜能感到非常兴奋，但是大部分研究未将其潜力发挥至极致，科学家目前尚无法真正使用干细胞治疗疾病。许多研究小组企图于再生治疗（regenerative medicine）上使用干细胞，例如在心脏病发作后，修补其受损的组织，但是由于干细胞在到达目的地前就死亡，或未能分化成为正确的细胞种类，使得科学家尝到失败的苦果。如今研究人员惊觉，必须以基因改造干细胞来增强其天生的能力，并有效予以控制。以治疗心脏病而言，由骨骼肌及骨髓得来的干细胞，都显示在某种程度上可以修补损坏的组织，不论是经由分化成心脏肌肉细胞；或是释放化学物质刺激现有细胞来修补损伤。为了使这种过程更有效，美国俄亥俄州干细胞及再生医学中心的科学家，利用基因工程方法制造骨髓干细胞，来产生三倍量称为 SDF-1 的正常讯息因子，它是一种"求救讯号"（SOS signal），可由心脏病发作后受损的心脏细胞释放，且被认为可以征召修补细胞到受伤部位进行救援。

研究的概念是：尝试刺激体内的自然讯息，来启动修补工作。当大鼠心脏病发后，将经改造的干细胞注射入大鼠心脏，与给予未经改造的干细胞的对照组相比，研究小组发现前者心肌细胞死亡率降低了 70%。同时，加拿大多伦多大学的科学家将研究焦点集中于更进一步分化的细胞群，称为内皮祖细胞[①]（endothelial progenitor cells，EPCs），发展出一种治疗肺脏动脉高血压（pulmonary arterial hypertension，PAH）的方法。PAH 这种致命性疾病，是由于运送血液到肺脏的微细血管被摧毁所造成。之前的研究显示，内皮先成细胞可以保护血管对抗未来可能的损伤，但是研究团队却希望内皮先成细胞可进一步用来修补已形成的血管损伤。

内皮细胞通常制造一种称为内皮型氧化亚氮合酶的酶

素，一般认为内皮型氧化亚氮合酶会促进血管生长并保护细胞不会死亡。研究小组插入一个含有制造内皮型氧化亚氮合酶基因的环状 DNA 片段至内皮先成细胞，然后将细胞注入肺脏血管受损的大鼠体内，结果通往肺脏的血流量大幅增加，与未处理的大鼠相比，存活率更高。内皮细胞本身似乎具有某些效果，但如果能促使细胞往正确方向发展，就能得到更好的疗效。实验结果已经于 2007 年 5 月在 Bio2007 上发表，如今，科学家开始在十八个罹患肺脏动脉高血压的病人身上，进行内皮型氧化亚氮合酶改造内皮先成细胞的安全性研究。

结语

长久以来，科学家都希望能找出一种方式，让体细胞能经过再程式化形成干细胞。避免从前萃取胚胎干细胞会有杀害生命的疑虑，还有基因插入干细胞时，发生癌症的可能。未来的研究目标应解决以上的困扰，尤其所得的干细胞是否可用于人体来治疗疾病，是所有研究干细胞科学家的期望，但这也是项极为困难的工作。利用干细胞将基因插入人类细胞，将是目前最大的挑战。

心跳，新希望

□ 江建勋

科学家想利用干细胞来治疗多种疾病的课题已经研究了多年，包括脐带血干细胞、人类胚胎干细胞、成年干细胞以及由成年细胞转变成诱发性多能干细胞，进而人类与动物混杂的胚胎干细胞等。干细胞科学不断进步，如今发现心脏里有干细胞可以分化成三种心脏细胞，让将来心脏病患者能用自体心脏细胞修补受损心脏的希望大大提升。

全能心脏干细胞

2006 年时美国有三个研究团队同时发现了心脏里有干

细胞存在，于是命名为"'全能'心脏细胞"（"aster" heart cells），宣称这种干细胞，会分化形成哺乳动物心脏内的不同组织。三个研究团队，一个由美国波士顿马萨

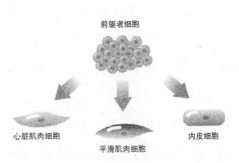

前驱者细胞

心脏肌肉细胞　　　　内皮细胞

平滑肌肉细胞

由小鼠胚胎干细胞鉴定出的心脏血管前驱者细胞，可以分化成心脏肌肉细胞、平滑肌肉细胞，以及内衬冠状血管动脉的内皮细胞。

诸塞州综合医院的肯尼思领导；一个由美国纽约西奈山医学院的戈登·凯勒主持；第三个团队则是由美国波士顿儿童医院的斯图亚特·奥尔金领导。每一个团队都已经由培养的小鼠胚胎干细胞（embryonic stem cells, ESCs）鉴定出心脏血管之"前驱"（precursor）细胞，前两个团队的科学家表示，他们发现的前驱者细胞可以分化成三种心脏细胞：心脏肌肉细胞，可继续生长；平滑肌肉细胞，构成供应心脏血液的血管；以及内衬冠状血管动脉的内皮细胞。第三个研究团队则鉴定出心肌及平滑肌的前驱细胞。

　　科学家表示，人类胚胎心脏中也非常有可能找得到这些多功能的细胞，在未来，医生可借由实验室里生长的胚胎干细胞株，修补及"再恢复"受损心脏，此新疗法开展了无穷的希望。对于遭受心脏血管疾病蹂躏的病人而言，能够同时再度形成心肌及血管显然十分重要，因为凡是受损的心脏部位，至少一种细胞受到伤害。

这些在培养液里新发现的前驱细胞，其发育似乎与存在于小鼠胚胎里的细胞一致，且在正常发育时生长出心脏组织，在培养液中能模拟心脏的自然发育过程，这无疑点亮了未来修补心脏成功的前景，三个研究团队都乐观其成。由于每个团队使用不同的细胞表面标记分子同时鉴定出前驱细胞，因此这些并非武断的结论，显然这是基于科学研究之心血管再生医学（cardiovascular regenerative medicine）的开始，科学家表示要尽速以人类胚胎干细胞来复试，更希望朝向临床试验进行心脏修补的工作。

心血管先成细胞

2008 年 4 月，加拿大多伦多"马克伊凡再生医学中心"（the McEwen Centre for Regenerative Medicine）的研究人员在戈登·凯勒的领导下，终于提出令人欣慰的结果：由人类胚胎干细胞制造出心脏细胞，在发育中，胚胎内的细胞，具有分化成任何种类人体组织的潜能。研究小组发现使用"生长因子"荷尔蒙处理干细胞，可以促进它们发育成为一种称为心血管"先成细胞"（progenitors）的细胞。这些细胞转而变成三种特化心脏细胞的任何一种：两种肌肉细胞（心脏肌肉细胞及血管平滑肌肉细胞）及内皮细胞（形成如心脏壁层的衬里构造）。研究人员发表在《自然》期刊的报告指出：当这些先成细胞在培养皿里生长两个星期后，干细胞就发育形成细胞"心跳"的动作，这是心脏关键特性之一。

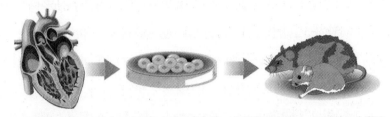

由动过心脏手术的病人心脏取出少量干细胞，在实验室培养后，再移植入大鼠及小鼠受损心脏内，实验结果十分乐观，可能最适用于修补生病心脏。

更奇妙的是，当凯勒与其同事将三种细胞混合，移植入具有模拟心脏病的小鼠心脏后，其心脏功能显著改善，目前研究人员不知此种情况是否可以维持一辈子。其实混合细胞中尚缺少另一种细胞，称为"成纤维细胞"（fibroblasts），为支持心脏组织的构造，科学家无法确定是否心脏血管先成细胞也可转变为成纤维细胞。但是凯勒表示，将来甚至可能不需要用到成纤维细胞，因为人造的心脏立体移植物可替代它，这正是科学家想要移植的心脏，其他科学家预测，虽然还未在人体进行实验，该技术却可提供一个有用的方式，修补因心脏病而受损的心脏肌肉。

心脏干细胞的藏身处

由于发育完全的心脏细胞不会分裂，生物医学专家一般相信心脏受损后不能再生，但是在 2003 年，美国纽约医学院实验室的研究人员发现在小鼠心脏内有干细胞存在，接着在人类心脏也发现有同样的细胞，但是科学家仍不确定这些干细胞是否实际存在于心脏，或仅仅由其他组织（例如骨髓）移转过来。于是安纳罗·莱里在 2006 年使用成年小鼠作为动物模式，想要找出心脏干细胞最多的部位，结果发现在心房里特别丰富，干细胞系与许多比较成熟的心脏细胞群聚在一起，位置介于心脏肌肉细胞之间。

莱里与其同事如今已经由动过心脏手术的病人心脏取出少量干细胞，然后将其培养于实验室中，再移植入大鼠及小鼠受损心脏内，实验结果十分乐观，最终可能会获得愈合情况较佳的心脏，其效果要好过于得自骨髓的干细胞，科学家认为这些细胞在正常情况下可以提供新的心脏组织，而且最可能适用于修补生病的心脏。

心脏细胞再生？

2007 年，美国哈佛大学医学院的理查德·李及同事利用基因工程技术制造出转殖小鼠，让小鼠心脏肌肉细胞可以被荧光蛋白质染色，年轻小鼠大约有 80% 的心脏肌肉细胞会摄取此种染料，当动物年龄增长时，摄取蛋白质的量维持不变，研究人员认为此现象证明心脏肌肉细胞在动物生命过程中未被取代，然而，当科学家诱导小鼠发作心脏病后，染色细胞的数量就下降至 70%，因此认为针对心脏受损会有新的肌肉细胞形成。该研究显示成年小鼠具有限制修补本身组织的能力，理查德·李认为活化心脏再生的机制的确存在，但是并不充分，可能由于哺乳动物并不具有足够的心脏干细胞？

骨骼肌干细胞与骨髓细胞

已经有些研究人员开始着手借移植肌肉干细胞进入受损的小鼠心脏，想要恢复心脏功能，认为此技术可能有一天会用来愈合人类受损的心脏组织。之前也有科学家尝试在小鼠及人类心脏移植类似细胞，但是都没有成功，因为虽然移植体有时能增进心脏功能，却也增加了心脏异常快速跳动的危险，称为"心室性心搏过速"（ventricular tachycardia），心室心性心博速是罹患心脏病病人猝死的主要原因，让发病三年内的病人死亡率达15%。人类心脏病发作典型情况是由逐渐丧失血流引起，使心脏肌肉细胞缓慢失去养分，当细胞死亡，心脏功能就下降。在早期研究中，科学家曾以骨骼肌干细胞甚至骨髓细胞注射心脏受损部位，显示可以恢复某些功能，究竟这些方式如何有效并不清楚，有些人认为肌肉干细胞就像心脏肌肉细胞一样会收缩，协助心脏跳动，其他人则提出移植的细胞会强化心脏壁层，但是有一个情况则十分明显：两种细胞有时可改良心脏跳动的能力，但是它们也会打断其跳动的韵律。

胚胎心脏肌肉细胞

终于在 2007 年，美国康奈尔大学的迈克尔·考利考夫及德国波昂大学的贝思德·弗莱许曼与他们的同事尝试移植一种不同类的细胞，称为"胚胎心脏肌肉细胞"（embryonic cardiac-muscle cells），这些细胞会与周围的心脏组织形成生理性联结现象，并可互相交换维持心脏及时跳动的电讯息。此研究相对于其他几种移植细胞，发觉胚胎心脏肌肉细胞的实验结果，能获得一个功能良好的心脏组织。

至于为何胚胎细胞会与周遭环境的成体肌肉细胞混合较佳？研究人员的解释是，可能胚胎细胞及成体心脏细胞两者均含有一种称为"连接蛋白 43"（connexin 43）的蛋白质，且具有较高的表现能力，它对于细胞间联结的形成十分重要，而联结蛋白 43 在成年肌肉干细胞上表现的量则较低，为测试联结蛋白 43 是否为真正的关键因子，研究人员尝试强迫成年肌肉干细胞表现此种蛋白质，结果此作用产生类似的良好结果，科学家表示："如果你使这些细胞表现联结蛋白 43，或许就能矫正或反转心脏产生非韵律性跳动的行为。"

此研究结果可让研究人员不用完全依赖胚胎组织进行实验，因为未来会更难取得人类胚胎。其他科学家则认为该技术在作为治疗方法前，必须克服许多障碍。作为一种新观念，这是非常令人兴奋的，不过在进行人体临床使用前必须极度小心。

生物医学

线虫寿，基因定？

□程树德

　　古诗有云："生年不满百，常怀千岁忧""服食求神仙，多为药所误"，第一位大名鼎鼎的求仙者，该是秦始皇吧！他一统天下后，得到齐人徐市（一名福）的上书，说海上有三神山，名叫蓬莱、方丈、瀛洲，上有仙人居。始皇为向仙人求不死药，就派徐市率领童男女数千人入海求仙，但一去不回，始皇不死心，又派燕人卢生及韩终、侯公、石生等人再去求仙人之不死药，仍没结果。侯生及卢生等职业骗子撒谎惯了，怕被揭发，讪谤始皇一顿后逃了，始皇大怒之下，逮捕了咸阳诸生，令其互相告发，随后坑了这一举动又害他

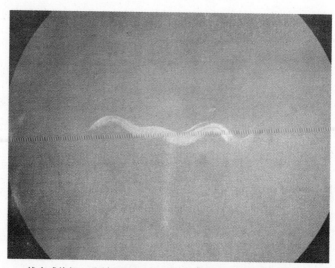

线虫成体仅一千多个细胞，为分子生物学研究常用的模式生物。

背上了千古骂名，惹上骗徒不只小民，连皇帝都吃大亏。

当今台湾岛，该当是始皇所寻觅的蓬莱仙岛，仙人的后裔被杀或被赶到高山去了，平地上倒住了些卢生转世的巨贪和珅，正上演着骗人的世纪大戏，又有些被骗徒煽动的蠢人，当街打砸游客。现代求仙客带着童男女上岸后，恐怕也会被暴徒骗子吓走吧！

富贵寿考，是俗人的愿望，有钱者求官，当官者贪渎，富贵者祈求长寿不老，这多元多欲的人性，令人憎恶，但又难以摆脱，生物医学界，研究"老化"题目的人，居然不少呢！

以前我介绍对"延寿"的研究，提到一个较常见的现象，即大量减少热量的摄取，能让小鼠、果蝇、酵母菌等延长平均寿命；另外，摄食白芦黎醇也有延寿效果，但这些是实验结果，与诸多"老化"理论的实际关联尚不明显。

除了上列几种小生物，可当"老化"研究材料外，线虫也是常用的材料，它整个个体只有 1000 个细胞上下，每一个细胞的发育来源，都已被研究透彻。1974 年，英国科学家布伦纳（Sydney Brenner）选择线虫作为分子生物学的模式生物（model organism），也号召其他人来研究它，自此迅速累积关于线虫的各种知识，达到知识相加相乘的助益。

有的科学家观察线虫年老时有何变化，发现老虫就跟老人一样，行动迟缓，肌肉松软。老虫肠里会累积脂褐质（lipofuscin），用电子显微镜观察，可以见到肌肉及肠细胞退化，但神经细胞还是正常的。

第一个线虫老化理论，与"损害"有关，即细胞受环境压力、自由基及致病菌感染后，伤害逐渐累积，超过一个限度，就导致细胞老化。有没有实验证据支持呢？将线虫养在无致病菌的环境中，或降低氧化伤害，居然可以延长线虫寿命。另外某些能延寿的突变种（如 daf-2），对压力有较强抗性。

第二个线虫老化理论，与哺乳类老化的"天择不管辖"理论类似，此理论又名"基因多性状互相冲突论"，即天择强烈选汰幼年及青年个体，评估他们生存及繁殖能力，然而一旦繁殖工作完毕后，天择就不理睬这使命已达的老个体，此时年轻时有用的发育或代谢途径，在老年时反而带来不利影响。能符合这标准的例子不多，其中之一即"细胞老化"过程，在年轻个体内，细胞老化可防止癌细胞产生的机会；但在老年个体中，细胞老化却限制了干细胞再生组织的能力。

一篇刊于《细胞》期刊的论文，作者们提出第三个理论，即老化起源于基因转录回路的改变，换句话说，大规模基因表现的改变，导致线虫老化。此研究是由美国丹佛大学的史都华·金（Stuart Kim）所领导。

　　他们利用线虫的核酸晶片，试着找出到底有多少基因，在虫子老化过程中表现量有所变化。除了正常线虫外，突变种中，有的十倍长寿，有的早夭，他们均拿来检视，结果有1200多个基因的表现量与老化有关。

　　在这1000多个基因里，其上游基因调控区域，有无共同特征呢？因为线虫的核酸序列已解出，他们就设计电脑程式来比对这些基因调控区的共同核酸，发现这些基因中很多有共同的GATA，而这序列是由所谓的GATA转录因子所调控。

　　在诸多GATA转录因子中，作者着眼于其中一个叫ELT-3的基因，它控制下游很多基因，ELT-3的丧失，会抑制两种长寿突变基因，表示它与寿命有关，而它本身在老虫内的表现量也降低了三分之一。

　　这表示线虫老化，与这个基因的表现量随年纪而逐渐下降有因果关系。但ELT-3不受环境压力所改变，倒是受另外三个GATA转录因子调控——ELT-1基因可使之活化；ELT-5、ELT-6两基因却能抑制它。

　　他们用RNA干扰作用压制ELT-5、ELT-6两基因，线虫就长寿了些，表示有一套枢纽基因调节线虫的老化。ELT-3基因的表现随年纪渐减，它所控制的一大群基因则随之而变，带出老化的外表特性，两个枢纽基因 ELT-5、ELT-6 则控制 ELT-3 基因，使其表现量或多或少，因此使线虫长寿或早夭。

虽然发现了这几个枢纽基因，似乎可使虫延寿或短寿，但作者们反而提出类似"天择不理睬论"来解释线虫的老化。他们认为 ELT-3 降低表现，是突变被随机固定了，使虫子在繁衍后，随机决定寿命，无关乎天择。

这点我并不同意，基因些微突变，可微细调节虫子的寿命；虫子活多久，仍能受天择强力选择。线虫早早繁殖后死亡，应该能让出空间及营养给幼虫使用，所以早些死，对群体的长久好处，可能多于晚点死。线虫活多久，仍有很大的天择空间。

打个比喻吧，仁人志士抛头颅洒热血，才使得民族不受帝国主义邪恶灭种意图的威胁，若没人牺牲，则整个民族都要被奴役，而走上灭绝之途。虽是个譬喻，但盼读者明白，虫子早死或晚死，可能大有利益存在呢！

爱无止境
——艾滋病治疗

□ 江建勋

世界卫生组织（WHO）及联合国两个对抗艾滋病的组织（艾滋病联合国规划署与联合国儿童基金会），在 2008 年 6 月联合发表一篇报告中，内容提出的冷酷数字，显示供应抗逆反录病毒药物治疗法与病人需求间的鸿沟持续扩大；追踪某些对抗艾滋病病毒的治疗进度时，发现携带艾滋病病毒的怀孕妇女需要接受更多治疗，以防止她们的小孩受到感染。除此之外也有正面消息：获得抗逆反录病毒药物治疗的艾滋病带原者，在过去三年已经大幅增加。目前全世界已经有接近 300 万人获得治疗, 几乎占需要治疗人数的 1/3, 虽然每一年接受治疗的人数在增加, 但是新鉴定出的病例却也不断增长, 甚至速度更快。

世界卫生组织"艾滋病病毒/艾滋病计划"(HIVAids programme) 主任库克医生告诉英国广播公司: 新感染疾病的比率似乎在十年前达到顶峰, 但每年仍然有 250 万例新感染病例, 然而, 只有大约 100 万个新病人能够接受治疗。他认为这些讯息表示, 我们不应将预防、治疗及照顾这三种任务分开, 而必须同时兼顾这三者。他强调, 在中产阶级及低收入国家的健康系统持续弱化, 特别是非洲那些撒哈拉沙漠以南的国家, 是新病例集中的地区。这些国家的健康系统缺乏技术人员、基础建设、实验室技术及药物的取得通道, 因此无法改善预防及治疗艾滋病的方法。

此现象也暗示一个极具争议性的问题: 医疗资源是否过于集中于造成个人健康威胁的疾病 (如疟疾与艾滋病), 而忽略对整体健康系统的投资。库克医生认为, 这两个问题必须同时重视, 健康系统的讨论不能流于学术及理论, 我们要的是更强健的健康组织。带原孕妇需更多治疗, 该报告也检讨对于携带艾滋病病毒怀孕妇女的治疗方法, 如果用抗反转录病毒药物治疗, 就能防止婴儿成为艾滋病病毒携带者。在发达国家中, 艾滋病垂直传染给小孩的情况已近绝迹, 但在撒哈拉沙漠以南的国家，却有 90% 的病患得不到治疗。目前全世界大约有 1 / 3 的孕妇，可获得此种预防性治疗，较几年前的 10% 进步许多，不过专家表示这数字仍然太低。在未来，预防胜于治疗对抗艾滋病病毒的前线工作人员的恐惧之一，就是治疗艾滋病的长期需求，以及资源的匮乏。

现今全世界大约有 3300 万人感染艾滋病病毒，新病例亦不断产生，这些人在未来如果发病，将亟须获得抗反转录病毒药物的治疗。要满足这些需求，需要持续的政策支持。Keven de Cock 医生表示，医学及公共卫生的主要功能是防止人们死于疾病，目前有 300 万人正在接受抗反转录病毒药物治疗艾滋病，这无疑可以大大降低死亡率，但是就长期而言，唯一的解决方法是停止新的感染，显然我们的预防工作必须做得更好。

疫苗研究新趋势

为加速研究艾滋病病毒疫苗，2008 年 5 月底，美国"国家过敏与传染病研究所"（National Institute of Allergy and Infectious Diseases, NIAID）拿出 1560 万美元的经费，准备进行 B 细胞免疫学的研究，这五年期的研究经费将分配给十个研究团队。不久前，众所周知的一种作用在 T 细胞上的艾滋病病毒疫苗试验失败，因此科学家又重新青睐 B 细胞，

B 细胞会制造抗体来中和入侵的病毒，但是人体在艾滋病病毒感染时似乎无法启动这种反应。这项针对 B 细胞的研究，结果究竟是蓦然回首还是撞墙而亡，且让我们拭目以待。

挑战艾滋病病毒感染理论

□ 江建勋

最近，英国伦敦大学帝国理工学院的科学家对于长久以来艾滋病病毒如何感染人类的理论提出了挑战：研究人员雅罗斯拉夫教授表示，艾滋病病毒缓慢摧毁人类免疫系统，剥夺人体对抗病毒感染能力的说法是不正确的。

以往认为艾滋病病毒攻击人体免疫细胞（称为辅助性 T 细胞，helper T cells），而这些细胞的损失是逐渐产生的，时常要花上许多年的时间，当受感染的细胞制造出更多艾滋病病毒颗粒时，也引起人体活化更多 T 细胞，这些细胞又被感染并死亡。研究小组人员利用一个数学模式，推算 T 细胞的制造与去除过程，发现 T 细胞在几个月内就会死亡，而无须用到几年的时间，因此科学家认为这个模式显示出目前行之有年的理论基础：这些未受控制的循环情况，如 T 细胞活化、感染、艾滋病病毒制造及细胞死亡这种"逃跑假说"（runaway hypothesis）是不正确的。

结论是：原先的假说无法解释细胞如何以极为缓慢的步调，被艾滋病病毒感染并摧毁的情况。如果真如旧理论所说，则辅助性 T 细胞数目，将在几个月内下降到非常低的数量，而非几年的时间。雅罗斯拉夫教授解释：科学家目前对于辅助性 T 细胞如何被艾滋病毒摧毁的过程，其实从来就没有完整了解，因此无法全面地解释为何艾滋病病毒以如此缓慢的速度，摧毁人体内辅助性 T 细胞的供应。

在未来的研究中，必须了解艾滋病病毒这种极缓慢摧毁细胞过程的机制，科学家提出的可能解释为：病毒在感染过程中，本身适应宿主的速度十分缓慢。如果新的假说未来能被证实，就有可能研发出新的艾滋病治疗方法。

加冕桂冠与遗珠之憾

□许英昌

生物医学

2008 年诺贝尔生理暨医学奖，颁给德国癌症研究中心的楚尔·豪森（Harald Zur Hausen）博士、法国巴斯德研究院的弗朗索瓦丝·巴尔·西诺西（Francoise Barre-Sinoussi）博士，以及世界艾滋病研究及预防基金会的蒙塔尼（Luc Montagnier）博士，肯定了三位学者发现两种引起人类重大疾病病毒的卓越贡献，他们的研究有助于疾病治疗及预防。

楚尔·豪森发现人体乳头瘤病毒(human papilloma virus, HPV)和妇女癌症的第二号杀手——子宫颈癌有关，巴赫·桑努希和蒙塔尼埃首先发现人类免疫缺陷病毒（human immunodeficiency virus, HIV），能引起艾滋病。

HPV 和子宫颈癌

1970 年代，大多数科学家相信人类疱疹病毒Ⅱ型导致子宫颈癌。在这波声浪中，楚尔·豪森力排众议，大胆假设 HPV 和子宫颈癌有关。他认为肿瘤细胞若含致癌病毒，病毒 DNA 将嵌入宿生细胞基因组内，HPV 基因能促使宿生细胞增生，因此从肿瘤细胞中可侦测出病毒 DNA。一般认为仅部分病毒的 DNA 能嵌入宿主基因组中，因此很难发现。他花了数十年时间找寻不同类型的 HPV，从子宫颈癌组织切片中发现一新型 HPV 基因，接着于 1983 年发现致癌 HPV16 型，1984 年，从患者的检体中，分离出 HPV16 型及 HPV18 型。

全球有约 5%的癌症与感染此病毒有关；70%的子宫颈癌患者组织，含 HPV16 型及 HPV18 型病毒。目前已知上百种类型 HPV 病毒中，约 40 种会感染生殖器官，其中 15 种能增加妇女感染子宫颈癌的风险。病理检查确定罹患子宫颈癌患者的组织里，99.7%可侦测到 HPV。

楚尔·豪森研究 HPV 的特性，也使科学家更进一步了解病毒导致细胞癌化变性的分子机制，进而研发对抗 HPV16 型及 HPV18 型疫苗，使 95%注射者免于子宫颈癌的恐惧。

追寻 AIDS 的罪魁祸首

1981 年，美国洛杉矶的医生从同性恋、血友病及静脉注射者中发现后天性免疫缺陷综合征（AIDS），然而找出罪魁祸首并非易事。艾滋病患者易感染卡氏肺囊虫肺炎，但卡氏肺囊虫并非导致艾滋病的原因。同理，患者经常出现卡波西肉瘤，但已知此肉瘤是由人类疱疹病毒第 8 型（human herpes virus 8, HHV8）所引起，也证明并非艾滋病的原因，而且 10%的艾滋病患者携带人类嗜 T 淋巴细胞病毒第 I 型（human T-cell lymphotropic virus type 1, HTLV-1），以上因素，皆可能混淆科学家对艾滋病元凶的判断。

1981 年 6 月 5 日，一篇登载于《病发及死亡率周报》的文章，指出五位年轻健康的同性恋患者，感染一种少见的卡氏肺囊虫肺炎。一个月后，该周报陆续指出二十六位来自纽约及加州的男性罹患卡波西肉瘤，及数十位加州病患感染肺囊虫肺炎，临床上发现患者 T 细胞的数目下降，而且辅助 T 细胞（CD4）及杀手 T 细胞（CD8）的比率也下降，引起医学界的关注。

20 世纪 80 年代，寻找艾滋元凶的研究，如火如荼地展开，1983 年蒙塔尼埃及巴赫·桑努希首先从病人淋巴结中发现病毒，当时称之为 LAV（lymphadenopathy associated virus），并从病人身上分离并培养淋巴结细胞，侦测到反转录活性；此外，他们在电子显微镜下，发现病毒颗粒从被感染细胞中释放出来，而且分离出的病毒，能感染并杀死来自健康或患者的淋巴细胞，并能和患者的抗体反应，不会使细胞增生。1984 年，他们更从同性恋、血友病及输血者检体中分离出病毒。

1984 年，美国国家卫生研究院盖罗（Robert Gallo）也发现 HTLV-3，和蒙塔尼发现的 LAV 几乎一模一样〔LAV与 HTLV-3 即为人类免疫缺陷病毒（human immunodeficiency virus，HIV）发现过程中的名称〕，经进一步比对，盖罗表示其实验室的培养皿，意外受 LAV 污染，部分人士质疑盖罗窃取蒙塔尼埃实验室的检体，但盖罗仍不卑不亢地继续研究。

他的研究有三个重要贡献：（一）巴赫·桑努希及蒙塔尼埃分离病毒后，盖罗进一步证明 HIV 能导致艾滋病，符合柯霍氏法则[①]；（二）定序病毒基因，并发现病毒入侵宿主细胞的机制；（三）艾滋病病毒的宿主为 T 细胞，盖罗发现 T 细胞生长因子——细胞介白素-2（IL-2），使科学家能在体外大量培养病毒，以供后续研究。

证明 HIV 引起艾滋病后，其他研究人员可以进而探讨病毒复制及入侵宿主细胞的机制，以研发检验艾滋试剂，或加速新药开发，早期发现感染者，使数百万人避免因输血而感染艾滋病。预防和治疗双管齐下，大大减少病毒的扩散。

[①]一百多年前，德国科学家柯霍（Robert Koch）认为证明某感染源导致某疾病并非易事，应满足柯霍法则的四个条件：

一、每一病患个体都能找到病源。

二、从病体分离出的病源能接种培养。

三、培养基上的病源接种到实验动物会产生同一种疾病。

四、实验动物病发后可分离出同样病源。

目前已知数千万人感染艾滋病，其中 2500 万人已死亡，首先分离出病原的科学家们，毫无疑问带领人类跨出对抗艾滋病的第一步。发现 HIV 及证明 HIV 引起艾滋病，是过去二十五年医学上的重大成就。1986 年，蒙塔尼和盖罗共同获拉斯卡临床医学研究奖。

成就不会被抹杀

2008 年诺贝尔生理暨医学奖，最令人惊讶的莫过于盖罗并没有在获奖名单上，着实令人遗憾！在诺贝尔生理暨医学奖的历史上，1954 年，颁给发明培养病毒方法的学者——哈佛大学恩德斯（John F. Enders）、韦勒（Thomas H. Weller）和罗宾斯（Frederick C. Robbins）博士，而非发明小儿麻痹疫苗的沙克医师。1988 年，诺贝尔奖也忽略伦敦大学蒙卡达（Salvador Moncada）博士证明内皮血管舒张因子即氧化氮的杰出成果，六十五年前艾佛利（Oswald Avery）医师证明 DNA 是遗传物质，却一直未受到当时诺贝尔奖委员会的青睐，也令人惋惜。

或许委员会强调第一位发现者，然而科学界的开启者与后续者，孰轻孰重，往往难以衡量。总而言之，科学精神在于能不断地求新求进步，提供救世济人的新思维。

诺贝尔奖桂冠乃每位科学家梦寐以求的荣誉，获奖是最大的肯定，然而总有遗珠之憾。2008 年获奖的三位学者揭开病毒致病的重要机制，提供治疗及预防疾病的新契机，获得桂冠乃实至名归。盖罗和蒙塔尼埃由竞争到合作，坦荡荡地和全人类分享他们的研究成果，令人钦佩，这也绝非获诺贝尔奖所能抹杀。

人体乳突病毒与艾滋病病毒

□ 陈宜民

生物医学

人类乳突病毒及艾滋病病毒的发现，让疾病的预防及诊疗得以发展，三位科学家因此获颁 2008 年的诺贝尔生理暨医学奖。

2008 年的诺贝尔生理暨医学奖在 10 月初于瑞典卡罗林斯卡学院诺贝尔大会（the Nobel Assembly at Karolinska Institute）公布，当年诺贝尔生理暨医学奖创百年以来的纪录，破天荒地颁给两种不同病毒研究的贡献者，获奖者分别为发现人类免疫缺乏病毒第 I 型（human immunodeficiency virus-1，HIV-1，俗称艾滋病病毒）的法国科学家弗朗索瓦斯丝·巴尔·西诺西（Franse Barre-Sinoussi）与吕克·蒙塔尼（Luc Montagnier），以及发现人类乳头病毒（human papillomavirus，HPV）的德国科学家楚尔·豪森（Harald zur Hausen），以表扬他们对医学进步的重大贡献。

HIV 与 AIDS

HIV 最初是在病患的淋巴细胞中发现的，这类病患在感染初期具有淋巴结肿大的现象，在后期时于血液中就可检验出病毒的存在。HIV 也是第一个被发现的人类慢病毒（human lentivirus），它会破坏人体免疫系统中的巨噬细胞与淋巴细胞，导致免疫细胞大量减少，使得患者无法抵抗各种机缘性感染的疾病而死亡。由于西诺西与蒙塔尼及其他科学家的努力，确认 HIV 为艾滋病的病原体，日后才得以进一步发展诊断工具，了解 HIV 的致病原因，并研发出有效的治疗方法。目前艾滋病患者多以鸡尾酒疗法来治疗，虽然已有很好的成效，但仍旧无法根治。相较于子宫颈癌已经有 HPV 疫苗可以预防，艾滋病的疫苗始终没有突破性的进展，这或许是这次"诺贝尔奖基金会"的良苦用心吧！

艾滋病的发现

1981 年，在美国加州大学洛杉矶校区的附属医院，有一位住院医师发现病房里同时住进五位年轻的男病人，他们都感染了肺囊虫肺炎，并有严重免疫缺乏的情形。他报告到当地卫生局之后，美国疾病管制及预防中心（CDC）在其官方杂志《发病及死亡率周报》（MMWR）上发布这一则消息。由于当时此疾病陆续在许多男同性恋身上出现，因此也被称为男同性恋癌症（gay cancer）。这些免疫缺乏的感染者会持续衰弱，感染各种常见的致病源，包括细菌、病毒、寄生虫等。这些所谓的机会性感染在一般人身上并不会造成严重的症状，甚至会自然康复；但这群免疫力缺乏的

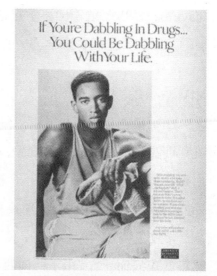

1989 年美国 CDC 的宣导海报，指出药物滥用者可能遭受艾滋病的威胁。

感染者，却会产生严重的症状，甚至是致命性的感染，例如卡氏肺囊虫肺炎（pneumocytis carinii pneumonia）与卡波西肉瘤（Kaposi's sarcoma）。后来经由流行病学的调查，归纳出这个疾病的传染途径包括输血、性行为、共用针头及母子垂直传染。

继 1981 年美国的报道，此疾病也逐渐在其他国家被发现。1982 年，法国也出现相似的病例，使得法国的医界开始注意到这个问题。由于当时对其传染途径及致病原因都不清楚，因此试图利用病历对照研究，从病人的临床症状中，找出造成此疾病的可能病原体。但是，在逐一筛选并检验所有可能的病原体后，均宣告失败！此时，一个关键性的人物

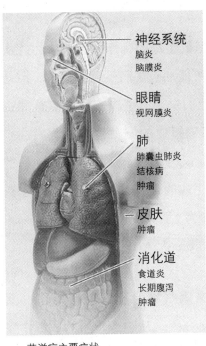

神经系统
脑炎
脑膜炎

眼睛
视网膜炎

肺
肺囊虫肺炎
结核病
肿瘤

皮肤
肿瘤

消化道
食道炎
长期腹泻
肿瘤

艾滋病主要症状

——威利·罗森包姆医师（Willy Rozenbaum）改变了一切。

罗森包姆工作于法国等医院（Bichat hospital），他发现得了此病的人常出现淋巴结肿大的症状，认为这个疾病应该是由一种新的病毒所引起。因此他到巴斯德研究所（Pasteur Institute）举办了一场研讨会，阐述他的想法，希望能引起医界的重视，同时也试图去说服许多病毒学家和他一起研究，找出引起此疾病的病原体。透过朋友的介绍，侯森朋医师的理论得到雪曼博士（Jean-Claude Chermann）与巴尔·西诺西的支持，后者当时是蒙塔尼在巴斯德研究所实验室中的研究人员。蒙塔尼的实验室当时着重于肿瘤病毒学，特别是反转录病毒（retrovirus）与癌症相关性的研究。在蒙塔尼决定要帮助侯森朋医师从事这方面的研究工作后，罗森包姆立即在毕提医院（Pitie Salpetriere hospital）取得淋巴结肿大病患的切片组织，并将此检体送到蒙塔尼实验室，由巴尔·西诺西负责病原体培养的工作。

同一时期，美国 CDC 与卫生部门合作调查，认为此疾病是经由性行为传染，而且可能通过患者的精液传播。但是意外的事发生了，1982 年他们发现有些血友病患者竟然也得了此病，还有曾经因开刀输过血的妇女也得了此疾病。1983 年 1 月 4 日 CDC 召开会议讨论这个疾病并宣布他们的发现，由于此疾病尚未有个正式的名称，在会议上沃勒尔医师（Voeller）建议将此疾病称为"后天免疫缺乏综合征"（acquired immunodeficiency syndrome，AIDS）。

艾滋病研究在法国——艾滋病病毒为反转录病毒

此时，巴斯德研究所的研究团队从临床检验的数据中发现，得了此疾病的患者，其 CD4 淋巴细胞数目有极大的改变，降到几乎为零，因此他们推测 CD4 淋巴细胞是这个病毒攻击的目标，而这些 CD4 淋巴细胞也存在于肿大的淋巴结里。蒙塔尼利用正常人周边血液里的白细胞，培养罗森包姆医师送来的切片组织，然后将细胞培养液交给巴尔·西诺西去做反转录酶（reverse transcriptase）的测试，因为在当时，美国有一些研究证据显示，大家要寻找的病原体，是一种新的反转录病毒。

大约经过三个星期，他们发现此病毒的确具有反转录的活性，且会造成培养的淋巴细胞死亡。然而，此现象很快就不见了！研究团队立即召开紧急会议讨论解决的办法，最后决定使用健康捐血者的白细胞，加入此病毒培养液中，果然又再度侦测到反转录酶活

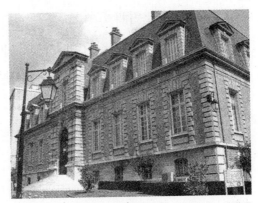

位于法国巴黎的巴斯德研究所，西诺西与蒙塔尼在此发现艾滋病病毒。

性，而且也观察到因病毒造成的细胞病变（cytopathic effect, CPE），证实此病毒为一种反转录病毒。另一方面，负责电子显微镜检查的道格博士（Charlie Dauguet），从病毒培养清液中，成功拍摄到此新型反转录病毒的电子显微镜照片。根据电显照片的比较，盖罗博士（Robert Gallo）先前发现的人类嗜 T 淋巴细胞病毒第 I 型（human T-cell leukemia/lymphotropic virus type I， HTLV-1）的核心是圆的，而他们找到的病毒核心具有锥形的结构，显然是一种新的反转录病毒。

承先启后——三位美国学者的研究

1981～1982 年，在美国由于感染艾滋病与患病致死的人数一直在增加，许多研究人员开始重视这个问题，试图找出此新病毒。法兰西斯博士（Don Francis）为笔者在哈佛公卫

学院时的学长，当时为美国 CDC 的研究员，他也在寻找引起此病的病毒，而笔者的恩师艾瑟斯博士（Max Essex）为当时哈佛大学公卫学院的教授，也是研究动物与人类反转录病毒的专家。

法兰西斯与艾瑟斯讨论，根据这个疾病的几种特性：（一）会导致恶性肿瘤的发生，例如卡波西肉瘤；（二）会造成免疫功能抑制；（三）需要很长的潜伏时间；（四）经由性行为传染。归纳出这个病原体可能是一种新的病毒，且很可能是一种反转录病毒。艾瑟斯博士在 1982 年 3 月将此讯息告诉在美国国家卫生院工作的盖罗，引起了他对此新兴病毒的兴趣。

盖罗博士是美国知名的反转录病毒学家，美国国家癌症研究所（National Cancer Institute）的研究员。由于盖罗的姐姐死于白血病，使他立志投身白血病的研究。他在与发现反转录作用而获得诺贝尔奖的戴维·巴尔的摩（David Baltimore）对谈后，开始对反转录病毒产生浓厚的兴趣。1976年，他找到一个新的 T 细胞生长激素（后称为 IL-2），成功利用此激素发展出体外培养 T 细胞的方法。此方法使得科学界在研究感染 T 细胞相关病毒的实验更加容易，而盖罗博士也因此分离出 HTLV-1。

美法之争——谁先找到艾滋病病毒？

1983 年 1 月，在法国巴斯德研究所由蒙塔尼领导的研究团队，将他们发现与造成人类免疫缺乏综合征有关的病毒，命名为淋巴结病变相关病毒（lymphadenopathy associated virus, LAV）。他们的研究结果后来于 1983 年 5 月发表在《科学》期刊上。法国团队证明此病毒为一种感染人类的新反转录病毒，蒙塔尼将此讯息告知盖罗，他说："我们从艾滋病病人的检体中找到一种新的人类反转录病毒，与你之前发现的 HTLV 不同。我们利用 HTLV 的抗体与此病毒做交叉反应，发现两者并无关联，因此我们很确定其为新的人类反转录病毒。"当时盖罗回复蒙塔尼，他也正在寻找引起艾滋病的病毒，认为其可能是 HTLV 的一种，亦将要投稿到《科学》，希望蒙塔尼能将检体与他们发现的资料寄一份给他进行确认。

　　1983 年的 6 月、9 月与 11 月，蒙塔尼实验室陆续寄了 LAV 相关检体给盖罗的实验室，希望他们能协助确认。而盖罗的实验室也利用 IL-2 与正常人的白细胞共同培养，成功地培养出 LAV。但由于盖罗对艾滋病的成因一直有一套自己的理论，因此他也于 1983 年 12 月在《科学》期刊发表文章，阐述引起艾滋病的是一种 HTLV 型的病毒。1984 年 4 月，盖罗与美国卫生部副部长黑克勒（Margaret Heckler）举行记者招待会，宣布盖罗的实验室发现导致艾滋病的病原体，称为人类嗜 T 淋巴细胞病毒第 III 型（human T-cell lymphotropic virus type III, HTLV-3），并且宣称已经发展出几乎能百分之百检测出此病毒的试剂。

在发表的会议上，盖罗展示出由电子显微镜拍摄的 HTLV-3 的照片，但由于其形态与 HTLV-1 及 HTLV-2 差异甚大，很难认定此新型的反转录病毒和 HTLV-1 与 HTLV-2 具有很高的相关性。后来调查发现，当时盖罗所展示的 HTLV-3 照片，是由蒙塔尼实验室提供的。由于美国与法国两个实验室曾经共同拥有检体，最后双方同意共同发表并签署声明书。1984 年 4 月，《科学》同时刊登盖罗与蒙塔尼双方实验室发表的文章。后来，法国团队为证明盖罗所发现的 HTLV-3 事实上就是他们当时所发现的 LAV，他们利用分子生物的技术将病毒的 DNA 序列全长定出，于 1985 年 2 月宣布，经过序列比对证实两者几乎 100%相同，如此也证实了盖罗的病毒是来自于法国的实验室。

1985 年，一种血液筛检试剂在美国上市，该试剂能用来检验人类血液中对抗 HIV 的抗体。但是这也让法国巴斯德研究所控告美国盖罗实验室不正当使用他们给予的检体与病毒来发展此试剂，因为法国团队比美国团队早五个月前（1983 年 12 月），就已研发出此血清诊断试剂，并且向美国申请专利，却迟迟没有得到回应，而美国政府竟然将专利发给比较晚才申请的盖罗实验室，此举令法国非常不满，立即采取法律诉讼行动。争议持续了三年，最后由双方政府外交部高层协商，决议由双方政府共享此专利。

研发艾滋病疫苗的漫长道路

巴尔·西诺西与蒙塔尼的研究成果使科学家得以迅速定出且选殖出第Ⅰ型HIV（HIV-1）的基因体，有助于后人了解病毒感染宿主的过程，借此发展出抗病毒药物与诊断试剂，以筛检血液，检验病患是否得病，确保输血的安全，减少传染的几率。1996年，何大一博士发明了艾滋病鸡尾酒疗法，已经能有效抑制艾滋病患者体内的病毒并延长患者的寿命。目前利用HIV基因序列的比对与演化分析，可以了解此病毒的起源、演化等相关讯息，据推论HIV可能是在20世纪初期，非洲的黑猩猩传染至人类身上，但为何20世纪八十年代才开始流行，目前仍是个谜。

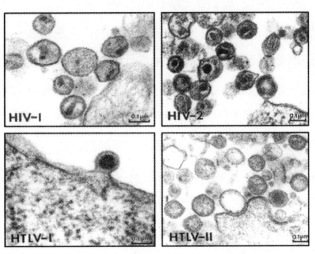

目前被发现的四种人类反转录病毒的电子显微镜照片

借由病毒与宿主细胞之间感染机制的研究，也使科学家更加了解HIV如何躲过免疫系统的侦测。目前的研究

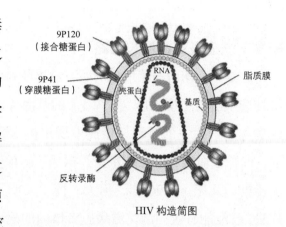

9P120
（接合糖蛋白）

9P41
（穿膜糖蛋白）

RNA

壳蛋白

基质

脂质膜

反转录酶

HIV 构造简图

认为，由于 HIV 可破坏淋巴细胞的正常功能，其突变速度惊人，而且可将自身的基因体嵌入，潜藏于宿主细胞基因体中。因此，即使接受长期抗病毒治疗，也难以将病毒自患者体内根除。不过这方面相关研究已提供给科学家更多线索，来发展艾滋病疫苗及消灭潜伏病毒的方法。

然而，不同于子宫颈癌疫苗的发展，艾滋病疫苗的发展之路仍旧遥遥无期。巴尔·西诺西获奖后表示，她对艾滋病疫苗的研发感到悲观，她说："我们二十五年前发现艾滋病病毒时，天真地以为很快就可以预防和治疗。"截至目前，全世界已有许多研究单位积极研发预防性与治疗性的艾滋病疫苗，不过多属实验阶段，有的在临床试验时就宣告失败。因此，艾滋病疫苗研发仍有一段很长的路要走。

楚尔·豪森与 HPV

楚尔·豪森博士出生于德国西部的盖尔森基兴（Gelsen-

生物医学

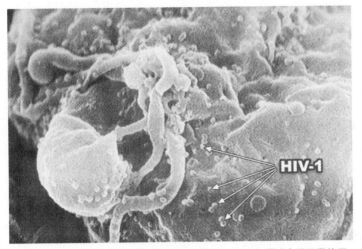

HIV-1(箭号所指)由体外培养的淋巴细胞中释出,此图,为扫描式电子显微镜图。

kirchen)。当他还是个医学院学生时,就对感染性疾病与微生物领域产生极高的兴趣,1960年毕业后,他积极投入科学研究工作。当时对病毒在癌症中扮演的角色仍不清楚,身为一个年轻的研究员,他开始研究病毒感染与各种癌症的关系。

1970年,楚尔·豪森的研究有了突破性的进展,他发现巴氏淋巴瘤(Burkitt's lymphoma)的细胞能够持续感染,而且成功地在不产生病毒(non-virus-producing)的巴氏淋巴瘤细胞中侦测到EB病毒(Epstein-Barr virus, EBV)的DNA。之后,他陆续在鼻咽癌与上皮细胞癌的组织里发现EBV的存在。他假设如果肿瘤细胞中含有致癌病毒,那么病毒DNA就会嵌入宿主细胞的基因体。

从1970年开始,他着重于研究人体乳头病毒(HPV),这是一种与皮肤疣相关的病毒,在临床上很难人工培养。同时,他也发现HPV不是单一型的病毒(目前知道HPV具有

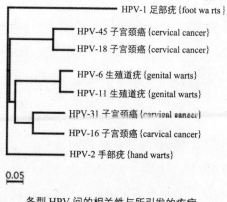

各型 HPV 间的相关性与所引发的疾病

106 种基因型）。他一开始的研究认为，子宫颈癌和单纯疱疹病毒（herpes simplex virus，HSV）是不相关的，后来在一场研讨会上，一位来自芝加哥的研究人员告诉他，他们发现在子宫颈癌的检体中，约有 40% 能够找到 HSV，并指出豪森对实验的敏感度不够。这是他研究生涯的一个低潮，不过如此的打击却也激发了他对子宫颈癌的兴趣。

1977 年，他的研究团队从生殖道疣中找到 HPV-6，然而 HPV-6 并不存在于子宫颈癌中；之后又发现 HPV-11，但是与子宫颈癌相关性仍低。最后，豪森实验室的学生德斯特（Mathias Durst），成功地从子宫颈癌组织切片中选殖出 HPV-16，他们随即分析手上所有的子宫颈癌组织切片，发现将近 50% 的组织切片都有 HPV-16 的存在。之后，豪森实验室也分离出 HPV-18，并发现 17%~20% 的子宫颈癌发生都与其相关。后期的流行病学研究也证实 HPV 为子宫颈癌的致病源。

生物医学

HPV 与子宫颈癌

HPV 是一种很常见的病毒，其中最为人熟悉的一类是经常引发手、足部疣的病毒。在已知的一百多种 HPV 类型中，大约四十种会感染生殖道，而目前发现了 HPV-16 与 18 型，最容易导致子宫颈癌的发生。从子宫颈抹片与组织切片染色的结果发现，罹患子宫颈癌的女性体内约 99.7% 都能发现 HPV，预估每年约五十万名女性受到感染。

不仅女性会感染 HPV，男性也会感染 HPV 而导致肛门癌、阴茎癌、口腔癌以及其他癌症。美国 CDC 的研究显示：对有性生活的人们来说，一生中感染到 HPV 的风险至少有五成，大约 70% 的 HPV 感染新病例可在一年之内康复。若患者体内的病毒无法被免疫系统清除，感染 HPV 的女性就容易发展成子宫颈上皮内赘瘤变异（cervical intraepithelial neoplasia, CIN）和子宫颈癌。因此，HPV 只是子宫颈癌发生的一个必要因素，而并非唯一的致癌因素。

由于大部分子宫颈癌的发生都是因为感染 HPV 所致，避免受 HPV 感染是保护女性远离子宫颈癌最有效的预防方法。目前 HPV-16 型与 HPV-18 型疫苗接近 100% 有效，它主要是针对最容易导致子宫颈癌发生的 HPV-16 型与 HPV-18 型来制成的，约 70% 的子宫颈癌患者均因感染这两型 HPV 所致。

楚尔·豪森的发现对于日后侦测与预防子宫颈癌提供了非常重要的根据，也促使 HPV 疫苗的研发，对抗子宫颈癌的发生。

子宫颈癌疫苗的意义

2004 年 11 月，葛兰素史克药厂宣布，他们进行三年的 HPV 疫苗临床试验结果显示，疫苗几乎可 100%对抗 HPV-16 型与 HPV-18 型的感染。此外，默克药厂的研究团队在温哥华国际乳头病毒的研讨会上，也表示他们研发的疫苗在临床试验显示有 90%的保护率，可以对抗 HPV-6、HPV-11、HPV-16 与 HPV-18 型。目前，全世界总共有 82 个国家通过核准 HPV 疫苗加德西（Gardasil），并已有十八个国家通过 HPV 疫苗常规接种的政策。

几个月前，笔者曾接到一位妇运工作领袖的电子邮件，邀请我连署一份陈情表，内容有关她们质疑内 HPV 疫苗的接种政策等。我当时回信给她，提道："若我有一个十二岁的女儿，我一定会让她接受 HPV 疫苗的接种。"并建议她多搜集世界其他地方的资讯，了解这个疫苗的好处，从"关怀弱势妇女"的角度着眼，让更多妇女能因为接种 HPV 疫苗而免于将来得癌症。这也是诺贝尔基金会 2008 年颁奖给豪森博士的真正意义。